L'EMPYÈME

ET SON TRAITEMENT DE CHOIX

Par le procédé du Dr Gangolphe

LA PLEUROREHEXIE

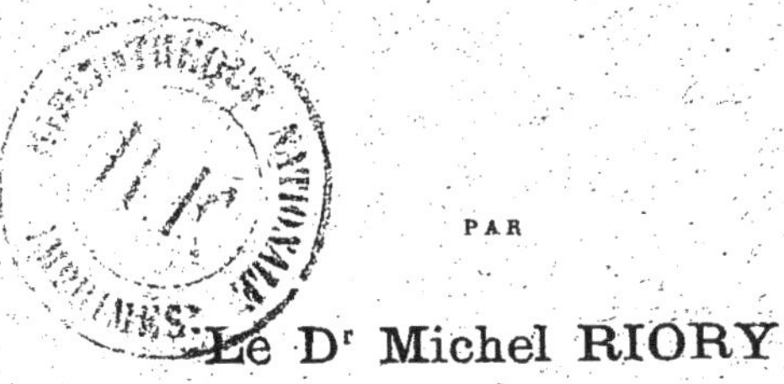

PAR

Le Dr Michel RIORY

LYON
ALEXANDRE REY, IMPRIMEUR DE LA FACULTÉ DE MÉDECINE
4, RUE GENTIL, 4

1897

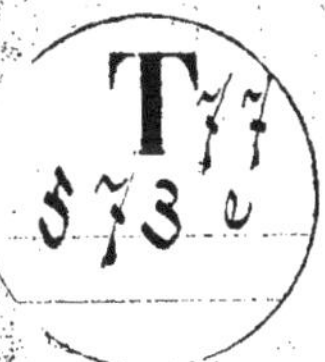

L'EMPYÈME

ET SON TRAITEMENT DE CHOIX

Par le procédé du Dr Gangolphe

LA PLEURORRHEXIE

L'EMPYÈME

ET SON TRAITEMENT DE CHOIX

Par le procédé du Dr Gangolphe

LA PLEURORRHEXIE

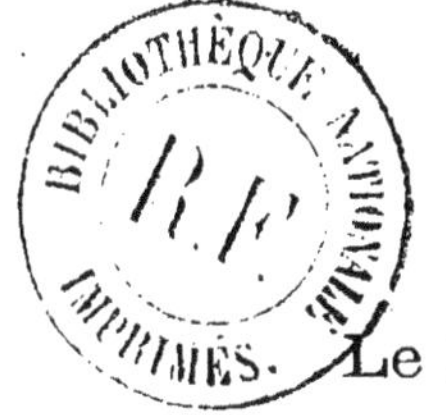

PAR

Le Dr Michel RIORY

LYON
ALEXANDRE REY, IMPRIMEUR DE LA FACULTÉ DE MÉDECINE
4, RUE GENTIL, 4

1897

AVANT-PROPOS

Nous ne voulons nullement faire une étude complète de l'empyème. Nous le considérons au point de vue chirurgical. L'objet essentiel de ces pages n'est même que la description d'un procédé opératoire que nous pourrions à la rigueur aborder sans autre préambule.

Cependant, on voudra bien nous accorder que, si le chirurgien est tenu de savoir opérer, il doit commencer par s'inquiéter des conditions particulières de son intervention. Chez lui, le clinicien doit non pas effacer sans doute, mais primer l'opérateur. Et le diagnostic, les principales formes cliniques de la maladie, les indications et contre-indications sont choses toujours nécessaires à rappeler au moins sommairement, ne fût-ce que comme introduction à la question de thérapeutique chirurgicale qu'on veut étudier. Ce sera la matière de notre premier chapitre.

Ensuite, comme nous voulons présenter le *traitement de choix* de l'empyème, nous passerons rapidement en revue, dans un second chapitre, les méthodes et procédés connus jusqu'au procédé actuellement classique de la pleurotomie antiseptique.

Dans un troisième chapitre, nous ferons une étude critique de la pleurotomie. Nous verrons ses dangers, ses désidérata.

Enfin, dans un quatrième chapitre, nous exposerons le procédé du Dr Gangolphe, *la pleurorrhexie*, qui réunit tous les avantages de la pleurotomie et n'a aucun de ses inconvénients.

Nous tenons à remercier ici tous les maîtres de la Faculté et des Hôpitaux dont l'enseignement a contribué à notre éducation médicale.

Nous devons une reconnaissance spéciale :

A M. le professeur Teissier, médecin de l'Hôtel-Dieu, auprès duquel nous avons eu le privilège d'être stagiaire, pour l'honneur qu'il a daigné nous faire en acceptant la présidence de cette modeste thèse ;

Et à M. le Dr Gangolphe, professeur agrégé à la Faculté, chirurgien de l'Hôtel-Dieu, dans le service duquel nous avons été heureux de pouvoir faire un stage de quelques mois, pour la faveur qu'il nous a accordée en nous autorisant à prendre son procédé comme sujet de notre thèse. C'est ce procédé qui constitue à lui seul tout le mérite de notre travail.

L'EMPYÈME

ET SON TRAITEMENT DE CHOIX

PAR LE

Procédé du Dr Gangolphe

LA PLEURORRHEXIE

CHAPITRE PREMIER

RÉSUMÉ DU DIAGNOSTIC DE L'EMPYÈME, DES PRINCIPALES FORMES CLINIQUES, DES INDICATIONS ET CONTRE-INDICATIONS OPÉRATOIRES

1° Principaux symptômes objectifs.

On trouvera, souvent avec une accentuation marquée, les symptômes propres à la pleurésie avec épanchement. On pourra noter :

A l'inspection, voussure variable avec le volume et la situation de l'abcès pleural, déviation du sternum (procédé du cordeau de Pitres), œdème de la paroi[1] assez

[1] Bouchard, *Traité de pathologie générale*, t. IV, p. 520. Bouveret, *Traité de l'empyème*, 1888, p. 372, dénie à ce signe toute valeur relative à la nature de l'épanchement.

fréquent, effacement des espaces intercostaux, dyspnée plus ou moins vive.

A la palpation, abolition ou grande diminution des vibrations vocales, fluctuation [1] vibratoire de Tripier, et fluctuation simple, élévation de la température locale.

A la percussion, matité étendue en rapport avec l'abondance de l'épanchement, sensation de flot, une main appliquée à plat sur la région malade, l'autre percutant du côté sain, tympanisme compensateur vers le sommet.

A l'auscultation, disparition ou forte atténuation du murmure vésiculaire; silence respiratoire si la compression du poumon est totale; bronchophonie sous-jacente à l'épanchement quand la compression du poumon n'est que partielle; souffle pleurétique; bruits pseudo-cavitaires [2]; disparition de l'égophonie [3] et de la pectoriloquie aphone ou signe de Bacelli, malheureusement, semble-t-il, sans valeur [4]; bruit fistulaire [5] de Chaussier; glouglou pleural [6] pyoaérique de Raynaud; bruit d'airain; tintement métallique; succussion hippocratique.

Thermométrie, élévation de la température locale et grandes oscillations de la température centrale.

Expectoration, vomique pleurale possible, à distinguer

[1] Maurice Lebreton, *in* Bouchard, *Traité de pathologie générale*, t. IV, p. 526.

[2] Laveran et Teissier, *Nouveaux éléments de pathologie médicale*, t. II, p. 453, 1894.

[3] *Ibid.*, p. 468, 1894.

[4] Bouveret, *Traité de l'empyème*, p. 370, 1888.

[5] M. Lebreton, *in* Bouchard, *Traité de path. gén.*, t. IV, p. 544.

[6] *Ibid.*, p. 545.

de la vomique pulmonaire qui se rencontre dans la pneumonie lobaire.

Aucun de ces signes n'est absolument pathognomonique de l'empyème. Mais l'ensemble[1] des phénomènes a un cachet spécial qu'on ne retrouve pas dans la pleurésie séreuse. Et si, en outre, on constate la fièvre plus persistante, avec exacerbations et plus grandes oscillations, les frissons répétés, le point de côté plus douloureux, la céphalalgie et les troubles nerveux variés, le teint terreux, la langue plus saburrale, l'anorexie, les vomissements, la diarrhée, on ne pourra méconnaître une auto-intoxication, une résorption active de produits retenus dans la plèvre.

Dans tous les cas, on fait une ponction exploratrice qu'on serait inexcusable de négliger, et on confirme ainsi la présomption d'empyème, ce qui permet d'intervenir avec assurance et sans perte de temps.

2° Principales variétés cliniques.

Nous nous bornerons à une rapide énumération, d'après les descriptions si complètes de MM. Bouveret[2] et Teissier[3].

[1] Bucquoy, in *Journal de médecine et de chirurgie pratique*, Paris, p. 247, 1874.

Laveran et Teissier, *Nouv. élém. de path. méd.*, t. II, p. 469, 1894.

M. Lebreton, *loc. cit.*, p. 550.

[2] Bouveret, *Traité de l'empyème*, p. 401 à 649, 1888.

[3] Laveran et Teissier, *Nouv. élém. de path. méd.*, t. II, p. 463 à 473, 1894.

Empyème traumatique, en suite de contusion, plaie, ou par suppuration d'hémothorax[1]. On sait que l'hémotorax est caractérisé par la brusquerie de l'épanchement après le traumatisme, l'hémoptysie, l'ecchymose bleue lombaire. S'il devient purulent, les symptômes s'aggravent et la fièvre s'allume.

Pleurésie purulente d'emblée[2] et *pleurésie suraiguë de Fraentzel :* début brusque, violent, point de côté excessivement douloureux, dypsnée, hyperthermie à grandes oscillations, diarrhée, œdèmes, rapidité et abondance de l'épanchement.

Empyème consécutif à une affection de la paroi thoracique : phlegmon de l'aisselle, abcès ou cancer du sein, néoplasmes de la paroi, abcès froid de la paroi, périostique, abcès ossifluent, péripleurite. Le diagnostic se fait par le rapprochement de l'épanchement pleurétique et de l'affection primitive.

Empyème consécutif à une affection de la plèvre ou du médiastin : corps étranger, kystes hydatiques, abcès chroniques ossifluents, fausse route dans le cathétérisme de l'œsophage, anévrysme de l'aorte.

Empyème consécutif à une affection pulmonaire : bronchopneumonie, pneumonie, soit que les deux affec-

[1] Pour tout ce qui se rapporte à l'*hémothorax traumatique*, consulter l'excellente thèse que le Dr Folly a écrite sous l'inspiration de M. le professeur agrégé Gangolphe. Thèse de Lyon, janvier 1897.

[2] « La pleurésie purulente d'emblée peut être diagnostiquée, même avant l'épanchement, par l'extrême acuité des accidents de début : point de côté, anxiété, fièvre, » Moutard-Martin, in *Bull. de thérap.*, t. CII, p. 137, 1882.

tions paraissent concomitantes (pleuropneumonie), ou que la plèvre ne soit intéressée que dans le décours de la pneumonie (pneumopleurésie), phthisie pulmonaire.

Empyèmes putrides et empyèmes gangréneux : que la gangrène précède la pleurésie, qu'elle soit simultanée ou qu'elle l'accompagne. Le signe pathognomonique est l'expectoration gangréneuse.

Empyèmes compliquant des infections générales : variole, scarlartine, dothiénenterie, grippe, septicémie puerpérale, etc., etc.

Empyèmes d'origine abdominale, consécutifs à une péritonite[1] générale, ou sous-diaphragmatique, à un abcès sous-péritonéal, à une splénite, une hépatite. On doit se préoccuper de savoir si la cavité purulente est unique, sus ou sous-diaphragmatique, ou bien si elle est double, et dans ce cas, si les deux cavités communiquent entre elles ou si elles restent séparées, l'une pouvant contenir du pus et l'autre seulement du liquide séreux. L'étiologie abdominale, la douleur atroce qui marque la perforation du diaphragme, l'immobilisation d'une moitié du diaphragme et la diduction thoraco-abdominale[2] qui en résulte, la ponction manométrique de Leyden, etc., éclaireront le diagnostic.

Empyèmes enkystés interlobaires, qui ne seront diagnostiqués souvent qu'à la première vomique, *diaphragmatiques*, *médiastinaux*, *du sommet*, *costopulmonaires*, *multiloculaires*, *pulsatiles* intra ou extra-thoraciques, *graisseux*.

[1] Laroyenne, *Lyon médical*, p. 1, 1897.

[2] Bouveret, *Traité de l'empyème*, p. 518 et 549, 1888.

Empyèmes infantiles, dont le maximum de fréquence est vers l'âge de 4 à 5 ans.

Empyèmes chroniques avec fistules pleurobronchiques ou pleurocutanées.

Telles sont les formes qui pourront se présenter à l'observation du médecin, les unes faciles, les autres difficiles à diagnostiquer. Pour la plupart, le nom seul qu'elles portent est une caractéristique suffisante. Il n'y a qu'à y penser pour éviter certaines erreurs.

Il est bon aussi de se souvenir que quelques empyèmes ont des migrations singulières vers les organes voisins[1], œsophage[2], péricarde, côlon transverse, estomac, péritoine, gaine du psoas jusque dans la fosse iliaque et jusqu'au pli de l'aine, gaine du carré des lombes jusqu'à la région lombaire et à la région fessière.

Nous arrêterons là ces quelques indications dont le seul but est de rappeler les principaux faits qui ne doivent pas sortir de l'esprit du praticien.

3° Indications et contre-indications opératoires.

On peut dire qu'il n'y a pas d'autre contre-indication que celle tirée de l'état général. Si la cachexie est telle que la mort va survenir inévitablement, il n'y a pas lieu d'intervenir. De même, si au cours d'une infection aiguë l'empyème ne se révèle par aucun signe bruyant, et s'il

[1] Bouveret, *Traité de l'empyème*, p. 664.

[2] Letulle, *Semaine médicale*, p. 377, 1890. Vœlcker, *Semaine médicale*, p 475, 1890.

reste à l'arrière-plan dans la symptomatologie générale, ce n'est pas l'heure de l'évacuer.

Mais, cette restriction faite, dès que l'empyème est reconnu, il faut le traiter, car il ne guérit pas tout seul [1], et il faut le traiter chirurgicalement : « La vérité, dit Bouveret, est que l'empyème ne guérit point par les diurétiques. C'est plus qu'une erreur, c'est une faute que de compter sur les moyens purement médicaux pour obtenir la résorption d'un épanchement purulent de la plèvre [2]. »

« L'empyème est un abcès, dit Terrier, que je traite comme un abcès [3]. »

Quant à la nature de l'intervention, il est possible qu'on puisse à bon droit s'inspirer de la notion des germes pathogènes.

Le liquide purulent retiré par la ponction exploratrice et soumis à l'examen microscopique montrera dans la très grande majorité des cas, l'un des trois microorganismes suivants : streptocoque, diplocoque de Talamon et Fräenkel, bacille de Koch.

On pourra peut-être, suivant les idées de Netter [4] qui sont séduisantes et paraissent rallier beaucoup de suffrages, s'appuyer sur la bactérioscopie pour ouvrir largement

[1] Bouveret, *Traité de l'empyème*, p. 5, 1888.

[2] *Ibid.*, p. 41. On s'est fondé sur une observation de Moutard-Martin pour dire que l'empyème pouvait guérir par des moyens médicaux. Mais Bouveret montre bien que ce cas n'est pas du tout probant.

[3] Terrier, *Chirurgie de la plèvre et du poumon*, p. 21, 1897.

[4] Bouchard, *Traité de pathologie générale*, t. IV, p. 554.

d'emblée, ou simplement ponctionner : Le streptocoque pur ou associé commanderait la pleurotomie avec lavages antiseptiques. Le pneumocoque serait moins pressant et il pourrait suffire d'un petit nombre de ponctions [1]. Le bacille de Koch serait à respecter. Il paraît que lorsqu'on trouve du staphylocoque, il ne fait guère que masquer le bacille de Koch, et qu'il y a lieu de se comporter habituellement comme pour un empyème tuberculeux.

Cette question est à l'ordre du jour. Elle ne peut être résolue que par l'étude bactériologique appliquée à tous les cas d'empyème et par la comparaison d'un très grand nombre d'observations.

Mais il semble bien que cette méthode ait l'avenir pour elle et qu'on puisse dire avec Terrier :

« C'est la bactériologie qui va maintenant donner à la chirurgie ses indications les plus intéressantes [2]. »

[1] Dans le *Lyon médical*, n° 35, 1891, M. Sieur, médecin-major, conclut de trois cas d'empyème métapneumonique : « Tels sont les trois faits qu'il nous a été donné d'observer. Ils nous semblent venir à l'appui de l'opinion de ceux qui veulent intervenir chirurgicalement et de bonne heure dans tous les cas de pleurésie purulente. Cette intervention met, en effet, les malades à l'abri d'une intoxication rapide et habituellement suivie d'une guérison d'autant plus prompte que l'intervention elle-même a été plus hâtive. » D'accord avec cette conclusion, Bouveret enseigne qu'il y a tout avantage à ouvrir largement et de bonne heure, tous les genres d'empyèmes, même les métapneumoniques, même les tuberculeux (*Traité de l'empyème*, 1888).

[2] Terrier, *Chirurgie de la plèvre et du poumon*, p. 17, 1897.

CHAPITRE II

HISTORIQUE DU TRAITEMENT DE L'EMPYÈME JUSQU'A LA PLEUROTOMIE ANTISEPTIQUE

1° **Pleurotomie hippocratique**. — Hippocrate pratiquait la pleurotomie, Galien vidait l'empyème par aspiration.

Pendant tout le moyen âge et presque jusqu'à nos jours, la thérapeutique oscilla entre ces deux méthodes, quand elle n'était pas purement expectative. Souvent en effet on ne faisait rien, quelquefois on ponctionnait, bien rarement on incisait. La pleurotomie hippocratique était délaissée, et les résultats presque constamment malheureux expliquent la défaveur qui s'attachait à cette opération rationnelle et cependant condamnée par l'expérience séculaire.

Dupuytren avait 48 morts sur 50 pleurotomies, d'après Bouvere[1]. Il n'avait pas une seule guérison, d'après Terrier[2]. Et atteint lui-même d'une pleurésie purulente : « Je préfère, aurait-il dit, mourir de la main de Dieu que de la main des chirurgiens[3]. »

[1] Bouveret, *Traité de l'empyème*, p. 120, 1888.
[2] *Chirurgie de la plèvre et du poumon*, p. 13, 1897.
[3] *Ibid.*, p. 13.

Velpeau avait 12 morts sur 12 pleurotomies.

A. Cooper n'obtenait non plus aucune guérison.

« L'opération dans le pyothorax, avait écrit Corvisart, procure même rarement un soulagement éphémère, et elle hâte dans tous les cas la mort des malades[1]. »

« Cette opération, d'après Heister, est toujours dangereuse, et il est à peine possible que les malades ne meurent pas pendant qu'on l'exécute ou immédiatement après[2]. »

Malgré la thèse de Sédillot (1841) en faveur de la pleurotomie hippocratique, cette opération n'inspirait pas de confiance. Et quoique l'on sût mieux en poser les indications depuis les découvertes de Laënnec — lui-même reconnaît que « l'opération de l'empyème est rarement suivie de succès[3] » ; — quoique Sédillot, dans une statistique faite avec des cas relevés un peu partout, accuse 14 guérisons parfaites sur 50 empyèmes opérés[4] ; quoique le chirurgien-major Roques ait eu 3 guérisons et 2 morts sur 5 opérés de l'empyème[5], la pleurotomie était bien abandonnée.

Bouillaud, dans un rapport à l'Académie de médecine sur 7 cas d'empyème, fait la réflexion suivante :

« Quel triste moyen de salut, d'ailleurs, qu'une opération qui, dans sept cas de véritable épanchement pleuré-

[1] Corvisart, *Essai sur les maladies du cœur*, p. 39. — *In* Robert, thèse de Paris, 1881.

[2] *In* Sédillot, *De l'opération de l'empyème*, 2e éd., p. 120, 1841.

[3] Laënnec, *Auscultation médicale*, t. II, p. 124 de la 2e éd.

[4] Bouveret, *Traité de l'empyème*, p. 129, 1888.

[5] *Bulletin de l'Acad. de méd.*, p. 458, 1836.

tique où elle a été pratiquée n'a réellement sauvé aucun malade, puisque six ont succombé et que le même sort attendait peut-être le septième[1]. »

Une des preuves les plus concluantes du discrédit dans lequel était tombée la pleurotomie, c'est que ce n'était nulle part une opération courante, que les maîtres les plus justement réputés ne savaient pas la faire, et que A. Nélaton, en 1869, voulant opérer d'un empyème le professeur Dolbeau, s'en alla, comme un novice, répéter sur le cadavre une opération qu'il n'avait sans doute jamais pratiquée sur le vivant[2].

2° **Ponction galénique**. — On n'osait donc pas pleurotomiser, et comme il fallait bien faire quelque chose, on ponctionnait ; craignant la lame, on prenait l'aiguille ou le trocart. On quittait Hippocrate pour Galien.

Depuis le pyulque de Galien, longue serait l'énumération des appareils qui servirent à évacuer les plèvres. Ils devaient permettre de modérer la sortie du pus : ce principe hippocratique était partout respecté. Et Audouard qui, en 1808, vidait les empyèmes d'un seul coup, sans accident, ne fut pas imité.

Ces appareils devaient ensuite garantir contre l'entrée de l'air dans la plèvre ; cette idée apparaît nettement avec Bartholin au XVIIe siècle, et elle commande une foule de modifications dans les aspirateurs : canule et pompe de Scultet, pompe de Breuer, trocart de Drouin, 1694,

[1] *Bulletin de l'Acad. de Méd.*, p. 64, 1836.

[2] Terrier, *Chirurgie de la plèvre et du poumon*, p. 15, 1897.

canule à bille obturatrice de Bouvier[1], 1836, trocart de Récamier, trocart à baudruche de Reybard 1841, trocart à vessie de Raciborski, 1849[2], seringue de Jules Guérin, drain de Chassagnac[3], 1856, trocart capillaire de Damoiseau, 1863, de Blachez, 1868.

On demandait encore à ces appareils de permettre le lavage de la plèvre, ce que réalisèrent avec plus ou moins de facilité le siphon de Piorry, 1865, les aspirateurs de Dieulafoy, 1869, de Castiaux, 1873, de Potain, le siphon de Verneuil, 1868, de Potain, 1869, de Playfair, 1872, de Bülau, 1890, la canule à aiguille de Thiénot, 1896[4].

Par cette méthode, on ponctionna avec les résultats les plus divers. Quelquefois on multiplia les piqûres sans jamais retirer une goutte de pus, en attendant que le malade mourût[5]. On répéta la ponction jusqu'à trente-trois fois[6], soixante-quatorze fois[7], cent fois[8]. Et la plèvre d'un enfant eut le temps, en deux cents jours, de sécréter 40 kilogrammes de pus.

On injecta toute sorte de liquides modificateurs[9] depuis le vin et l'huile d'Hippocrate jusqu'à la simple eau stéri-

[1] *Bulletin de l'Acad. de méd.*, I. p. 72, 1836.
[2] Terrier, *Chirurgie de la plèvre et du poumon*, p. 2, 1897.
[3] *Ibid.*, p. 11.
[4] *Ibid.*, p. 10.
[5] Bouveret, *Traité de l'empyème*, p. 63, 1888.
[6] *Ibid.*, p. 58.
[7] *Ibid.*, p. 78.
[8] *Ibid.*, p. 66.
[9] Juhel-Rénoy ponctionne l'empième et injecte autant de solution tiède de chlorure de zinc à 1 pour 100 qu'il a retiré de pus. (*Soc. méd. des hôp. de Paris.* In *Sem. méd.*, p. 258, 1889).

lisée, en passant par les solutions les plus irritantes et les plus caustiques.

3° **Pleurotomie améliorée.** — Les résultats n'étaient pas brillants, aussi la pensée des médecins et des chirurgiens revenait-elle à la pleurotomie. Galien baissait, Hippocrate regagnait du terrain. Cette opération que Sédillot avait vainement préconisée en 1841, Damaschino, dans sa thèse de 1869, la recommandait, mais avec tant de réserves, qu'on la ferait toujours trop tard.

« L'incision de la plèvre reste en définitive, comme par le passé, la suprême ressource, *lorsqu'ont échoué les autres procédés*[1]. »

Ce fut Moutard-Martin, 1872, qui inaugura vraiment, par son mémoire, le mouvement pleurotomiste. Beaucoup d'écrits suivirent, parmi lesquels la thèse de Peyrot, 1876, occupe une place éminente.

Ce n'était plus la pleurotomie hippocratique. C'était ce que Bouveret appelle la pleurotomie incomplètement antiseptique. L'opération n'avait pas changé, mais bien les conditions dans lesquelles on la pratiquait. Et déjà les succès étaient remarquables. L'antisepsie allait bientôt en faire une opération relativement bénigne.

4° **Pleurotomie aseptique et comparaison des méthodes.** — En 1873, Ewart fit la première pleurotomie antiseptique. En 1875, on a les observations de Sainclair. En 1876, celles de Marshall et de Markham

[1] A.-H. Victor Robert, thèse de Paris, p. 8, 1881.

Skeritt. En 1877, celle de Baum. En 1878, celles de Kœnig, Gœschel et Wagner.

En France, il faut attendre jusqu'en 1882 la première pleurotomie antiseptique, due à Daniel Mollière. Puis viennent les cas de Meige, la même année, de Debove, 1883, de Fernet, 1884, de Moizard, 1885. Depuis lors, les observations sont devenues légion.

Pour juger de la valeur des méthodes, nous en comparerons les résultats.

Il n'y a réellement que deux méthodes de traitement de l'empyème : la ponction et l'incision, chacune, surtout la première, comptant un grand nombre de procédés.

La méthode des ponctions, avec ou sans aspiration, avec ou sans injection, est condamnée en tant que méthode systématique aveugle comme elle fut employée jadis.

Nous n'avons pas de chiffre statistique précis à fournir, mais de l'aveu de tous ceux qui en ont écrit, les résultats étaient déplorables et pouvaient, en ce sens, soutenir le parallèle avec ceux de la pleurotomie hippocratique.

L'avenir dira si elle doit être retenue comme méthode de choix pour certaines catégories de pleurésies purulentes, par exemple les empyèmes métapneumoniques. Le sujet est encore à l'étude.

Pour tous les empyèmes, actuellement, tant que le départ n'est pas fait, et dans l'avenir pour tous les empyèmes que la bactérioscopie ne vouera pas aux appareils aspirateurs, la méthode de choix est l'ouverture large de la plèvre, pratiquée aseptiquement et de bonne heure.

C'est ce qui ressort avec la dernière évidence de la comparaison des chiffres suivants :

Tandis qu'avec la pleurotomie hippocratique, la mortalité était presque de 100 pour 100 ;

Avec la pleurotomie incomplètement antiseptique[1], elle s'abaissait à 30 pour 100, et la durée moyenne de la réparation était de cent-vingt jours ;

Avec la pleurotomie antiseptique[2], la mortalité est descendue à 10 pour 100 et la durée moyenne de la réparation est de quarante-deux jours ;

Avec la pleurotomie antiseptique et précoce[3] (dans le courant du premier mois), la durée moyenne de la réparation n'est que de vingt-neuf jours.

[1] Bouveret, *Traité de l'empyème*. p. 148, 1888.

[2] *Ibid.*, p. 259.

Dans la clinique du professeur Czerny, de Heidelberg, M. Dambacher a observé 40 cas d'empyèmes. Il établit que pour l'appréciation des résultats, il faut distinguer :

a) Les empyèmes tuberculeux, qui donnent 90 pour 100 de mortalité ;

b) Les empyèmes compliqués secondaires à des infections générales, 75 pour 100 de mortalité ;

c) Les empyèmes anciens, fistuleux, ou soumis tardivement à une intervention, qui n'ont pas de mortalité, et présentent une occlusion complète de la fistule dans 88,8 pour 100 des cas ;

d) Les empyèmes simples opérés tardivement, qui n'ont pas de mortalité ;

e) Les empyèmes simples opérés dans les six premières semaines, pas de mortalité.

En réunissant ces trois dernières catégories, il y a 22 cas d'empyèmes non compliqués ayant donné 20 guérisons complètes, soit 90,9 pour 100, et 2 guérisons incomplètes, soit 9,1 pour 100. *Sem. médicale*, p. 139, 1892.

[3] Bouveret, *loc. cit.*, p. 267.

Le succès de la pleurotomie est donc soumis, toutes choses égales, à deux conditions : il faut qu'elle soit antiseptique et, en outre, qu'elle soit précoce [1].

« Comme le raisonnement, l'analyse des faits démontre clairement que la guérison est d'autant plus promptement obtenue que la pleurotomie est pratiquée à une période plus voisine du début de la pleurésie purulente [2]... La règle est d'opérer dès que le diagnostic de l'empyème est établi [3]. »

Le but est toujours de faire une incision suffisamment large pour évacuer sûrement et complètement la plèvre, pour drainer dans les meilleures conditions d'asepsie, et n'user que d'un seul lavage, ou d'un petit nombre, ou même se passer de lavages [4] quand il n'y a ni putridité ni gangrène.

[1] « Il ne faut pas que des adhérences aient eu le temps de s'établir ; ce qui revient à dire qu'il faut donner aussitôt que possible issue au pus par une opération. » Kuester, *Soc. méd. de Berlin.* In *Semaine médicale*, p. 22, 1889.

« Les exemples de guérison complète de la plaie thoracique au bout de dix à vingt jours abondent à présent. L'opinion d'après laquelle le pneumothorax empêcherait l'expansion pulmonaire ne saurait se justifier aujourd'hui ; on doit opérer seulement d'assez bonne heure pour que le poumon soit encore susceptible d'ampliation. » Schede, de Hambourg, Congrès de méd. int. de Vienne, 1890: In *Sem. méd*, p. 138, 1890.

[2] Bouveret, *Traité de l'empyème*, p. 268, 1888.

[3] *Ibid.*, p. 269.

[4] Terrier, *Chirurgie de la plèvre et du poumon*, p. 22, 1897. Bouveret, *loc. cit.*, p. 153.

Bucquoy résume en ces trois propositions la thérapeutique de l'empyème :

Nous verrons dans le prochain chapitre en quoi cette opération laisse à désirer. Pour n'avoir plus alors à nous occuper que de l'opération en elle-même, nous nous débarrasserons tout de suite, en quelques mots, d'une question intéressante que nous ne pouvons entièrement passer sous silence : celle des accidents liés à la présence du pus dans la plèvre, à son écoulement ou au traitement consécutif.

5º **Accidents indépendants de l'opération simple.** Parmi les accidents qui reconnaissent pour cause non, à vrai dire, l'ouverture de l'abcès, mais plutôt son contenu, ses caractères et ses rapports, on pourra observer une infiltration purulente de la paroi; un érysipèle; de la septicémie pleurale par intervention trop tardive ou par virulence exagérée des germes et insuffisance de la résistance de l'organisme; des abcès du cerveau; des hémorragies secondaires dans la poche de l'empyème; de la nécrose costale; une chute de drain dans la plèvre [1];

« 1. Nécessité absolue d'une antisepsie rigoureuse dans l'opération de l'empyème et dans les pansements consécutifs ;

« 2. Ouvrir largement la poitrine dès que la présence du pus est constatée ;

« 3. S'abstenir de tout lavage, à mois que l'épanchement n'ait un caractère putride. »

Netter, Laveran, Juhel-Rénoy, Chantemesse soutiennent contre Bucquoy la nécessité de faire au moins un grand lavage pleural après l'opération. Desnos dit qu'il a un thoracotomisé dont la température monte quand on lave sa plèvre et baisse quand on le laisse tranquille. *Soc. méd. des hôp. de Paris*, 6 juin 1890. In *Sem. méd.*, p. 210, 1890.

[1] Bouveret en connaît dix cas.

de l'intoxication médicamenteuse par la plèvre, surtout dans les cas d'empyème aigu, et pendant les premiers jours après l'opération, alors que la séreuse possède encore tout son pouvoir d'absorption ; des accidents nerveux très variés : hémiplégie par embolie, paralysies réflexes siégeant du même côté que l'empyème, syncopes [1]

[1] Bouveret, *loc. cit.*, p. 309 et suivantes.

Le Dr Newman dit qu'il a vu mourir subitement un confrère auquel on pratiquait un lavage de la cavité pleurale. *Sem. méd.*, p. 317, 1892.

La sortie brusque du liquide purulent peut-elle provoquer une syncope ? Nous avons rappelé le précepte hippocratique, de vider la plèvre lentement. Peyrot, dans sa thèse, n'admet pas que cette sortie brusque puisse troubler les fonctions cardio-pulmonaires. Dans la thoracenthèse, dit-il, le vide créé porte le poumon au déplissement forcé; tandis que dans la pleurotomie, l'égalité de pression intra et extrapulmonaire empêche ce déplissement forcé.

Ni Debove et Courtois-Suffit, ni Bouveret ne connaissent non plus d'accident de ce genre. Bouveret dit : « Sans doute la décompression brusque des organes intrathoraciques n'est pas sans danger. Mais les accidents graves qu'elle peut entraîner, la syncope et l'œdème aigu du poumon, quelquefois observés à la suite de la thoracentèse par aspiration, ne l'ont jamais été après l'opération de l'empyème. M. Peyrot n'en a trouvé aucun exemple, et nous n'avons pas eu plus de succès dans nos recherches à travers la littérature de la pleurésie purulente. » *(Traité de l'empyème*, p. 135.*)*

Nous avons été plus favorisé, puisque nous sommes tombé sur une communication du chirurgien-major Roques, relative à cinq opérations d'empyème, dans laquelle il déclare que presque chaque fois il y eut syncope : « Presque tous ces malades éprouvèrent une syncope pendant l'évacuation de la matière contenue dans la poitrine, ce qui fait dire à M. Roques qu'il vaut mieux plusieurs éva-

également réflexes, surtout pendant le lavage pleural, éclampsie pleurétique. On trouve de nombreux exemples de ces accidents dans la très remarquable monographie de M. Bouveret. M. le professeur Teissier a plusieurs fois noté des phénomèmes réflexes liés à l'empyème. Et nos observations en offrent quelques échantillons assez curieux.

cuations successives qu'une seule évacuation subite. » *Bull. de l'Acad. de méd.*, p. 458, 1836.

Le Dr Gangolphe a eu plusieurs fois non pas des syncopes franches, mais des tendances syncopales, notamment chez un enfant qui avait un empyème volumineux, et qui menaçait constamment de tomber en syncope, si bien que le chirurgien fut obligé de le remonter de diverses manières, particulièrement en modérant la sortie du pus avec un tampon de gaze aseptique.

CHAPITRE III

1. Ouverture large de la plèvre. Deux méthodes.

Ainsi que nous l'avons dit, le moyen rationnel qu'il faut opposer à l'empyème, c'est l'ouverture large. Mais il y a deux groupes de procédés, que pour faciliter la description nous appellerons deux méthodes, pour entrer largement dans la plèvre : incision de la paroi thoraco-pleurale, et divulsion de cette paroi par l'orifice de ponction.

La première méthode est celle que nous connaissons sous le nom de pleurotomie. La seconde est celle de la pleurorrhexie. Nous retrouverons la pleurorrhexie au chapitre suivant.

Nous allons examiner avec quelques détails la pleurotomie Nous y insisterons d'autant plus volontiers que ce sera la plus naturelle introduction au procédé de notre maître le Dr Gangolphe, et que nous l'aurons justifié par avance quand nous aurons montré les desidérata auxquels il répond.

2° La pleurotomie: Manuel opératoire. Procédé simple au bistouri.

Le manuel opératoire « est resté à peu près tel que l'avait tracé Moutard-Martin[1]. »

« L'opérateur trace à l'encre une ligne suivant exactement le bord supérieur de la côte, et ayant la longueur qu'il veut donner à son incision, c'est-à-dire au moins 6 centimètres, puis de la main gauche, placée au-dessus de son trait de plume, il attire un peu la peau en haut, et fait son incision à 3 ou 4 millimètres au-dessous de la ligne qu'il a tracée; il incise aussitôt après les parties molles jusque sur le bord de la côte inférieure, puis abandonnant la peau de la main gauche, il introduit l'indicateur dans la plaie, et fait glisser son bistouri à plat sur la côte inférieure jusqu'à ce qu'il ait pénétré dans la poitrine, et il le conduit avec l'index de la main gauche dans toute l'étendue qu'il veut donner à l'incision de la plèvre. A la condition de ne pas négliger cette précaution, on évite, à coup sûr, de blesser l'artère intercostale, même dans des conditions difficiles comme il m'est arrivé d'en rencontrer[2]. »

On fait l'incision dans le point le plus déclive, dans le septième ou le huitième espace intercostal, et un peu en arrière de la ligne axillaire postérieure.

[1] Terrier, *Chirurgie de la plèvre et du poumon*, p. 17, 1897.

[2] Moutard-Martin, *La pleurésie purulente et son traitement*, Paris, 1872.

« Le pus une fois évacué, trois drains de longueur différente sont placés dans la plaie qu'on ferme avec soin autour d'eux ; ils sont d'autre part fixés à la peau, et c'est une précaution qui ne paraîtra pas négligeable à ceux qui savent combien de drains ont disparu dans la plèvre, pour y créer des suppurations interminables et n'être découverts qu'à l'autopsie[1]. »

C'est ce qu'on peut appeler la variété prudente du procédé simple au bistouri : On incise toute la paroi couche par couche[2].

Il y a une seconde variété, hardie, dans laquelle on ouvre l'espace intercostal, plèvre comprise, d'un seul coup de bistouri. Nous l'avons vu pratiquer. C'est un coup de bistouri très prestigieux quand il réussit. Néanmoins nous ne serions point tenté de l'essayer.

Dans ces deux modes, lent et rapide, du procédé simple au bistouri, les dangers sont à peu de chose près les mêmes. On peut tous les réduire à deux, qui forment les deux grosses objections à la méthode.

3° **Blessure de l'artère intercostale**

Le premier danger est celui de la blessure des organes intercostaux, nerf, artère et veine, surtout l'artère.

[1] Terrier. *loc. cit.*, p. 18.

[2] Bucquoy incise couche par couche jusque sur la plèvre, puis essaie de l'ouvrir avec l'ongle, introduit le doigt et élargit avec un bistouri boutonné.

Presque tous ceux qui ont écrit sur la pleurotomie, ont affirmé que cette blessure est impossible, quand on opère suivant les principes qu'ils ont énoncés.

« Le bord supérieur de la côte inférieure est un point de repère très précieux, le bistouri qui le suit exactement ne blessera jamais l'artère intercostale[1]. »

« Trousseau dit nettement qu'il n'y a pas lieu de se préoccuper de la présence de l'artère, puisque, d'après lui, elle ne peut être blessée[2]. »

« Nélaton ne croit pas qu'il soit possible d'atteindre l'artère dans l'opération de l'empyème, et considère comme inutiles les précautions qui ont pour but de l'éviter, quand l'opération est faite au lieu d'élection[3]. »

« Boyer dit que les cas de blessure de l'artère intercostale sont moins nombreux que les procédés inventés pour arrêter l'hémorragie[4] ».

Après toutes ces paroles rassurantes, nous rappellerons qu'un chirurgien de la valeur de Chassaignac eut peur d'intéresser l'artère intercostale dans l'opération de l'empyème.

« La blessure d'une artère intercostale, dit-il, est une des lésions les plus graves que la chirurgie puisse présenter[6]. » Et il propose de traiter les empyèmes par l'introduction d'un drain dans la fistule.

[1] Bouveret, *loc. cit.*, p. 152.

[2] Leroy, thèse de Paris, p. 23, 1875, citant Trousseau, *Clin. méd.*, t. I, p. 725.

[3] *Ibid*, p. 27, citant Nélaton, *Pathol. ch.*, t. III, p. 463.

[4] *Ibid*, p. 23, citant Boyer, *Traité des maladies chirurgicales*, t. VII, p. 292, 1821.

[5] *Bulletin de la Société de Chir. de Paris*, 2e série, t IX, p. 101, 1868.

Despres pense qu'il vaudrait mieux dilater un peu la fistule que d'inciser, afin de ménager sûrement l'artère[1].

« Les opérations que j'ai exécutées sur le cadavre, dit Dulac, m'ont donné la certitude que les artères intercostales peuvent être intéressées dans toute l'étendue de leur trajet[2]. »

Les cas de blessure de l'artère intercostale pendant l'opération de l'empyème sont peu nombreux dans la littérature médicale. Evidemment, ce n'est pas un accident journalier. Mais il va sans dire que l'on ne s'empresse pas de divulguer les faits malheureux. Et il est probable que l'artère intercostale a été blessée déjà un bon nombre de fois. Nous citerons deux observations du plus haut intérêt. Bouveret les relate dans son traité, d'après la thèse de Dulac. Nous avons lu cette thèse. Nous avons vu que Dulac et Bouveret attribuent une de ces deux observations à Chassaignac. Or, nous avons trouvé cette même observation dans une communication que le chirurgien Demarquay fit à la Société de chirurgie en 1868. Nous la donnons la première et d'après cette communication qui est plus complète et plus claire.

Un jeune Polonais, en 1863, reçoit des coups de crosse de fusil qui lui fracturent des côtes. Vers la fin de juin 1867, un abcès se forma à ce niveau, vers l'omoplate gauche. Entré le 3 mars 1868 dans le service de Demarquay. Le 4 mars, on ouvre l'abcès et on met un drain. Quelques jours après, on trouve une dénudation avec esquilles de la septième côte. Demarquay agrandit l'incision et enleva des esquilles mobiles. Le 13 mars, la plèvre, remplie de

[1] *Bulletin de Société de Chirurgie de Paris.*
[2] Dulac, thèse de Paris, p. 6, 1874.

pus, se vide spontanément dans cet abcès et de là au dehors. Le 14 mars, pour prévenir les accidents d'une infection putride, il agrandit l'ouverture pour faire des lavages antiseptiques. Il fit une incision d'un centimètre. Il se produisit une hémorragie légère d'abord. Le lendemain soir, le malade mourut dans une syncope. A l'autopsie, *on trouva une incision de l'artère intercostale.* (*Bulletin de la Soc. de chirurgie de Paris*, 2e série, t. IX, pages 97-101, 1868.)

La seconde observation est de Labbé. Quoique longue, nous la trancrivons intégralement à cause de son importance.

Pleurésie purulente gangreneuse. — Pneumothorax. — Opération d'empyème. — Blessure d'une artère intercostale. — Mort par hémorragie. (Dulac, thèse de Paris, p. 21 et suivantes, 1875.)

J.-B. M..., âgé de quarante-cinq ans, peintre, entré le 28 octobre 1873, hôpital de la Pitié, salle Sainte-Marthe ; tousse un peu tous les hivers depuis six ans environ. Il n'a jamais eu d'hémoptysies, n'a pas maigri, n'a jamais eu de sueurs nocturnes, ni aucun des signes qui puissent mettre sur la trace d'un commencement de tuberculose pulmonaire. Il a joui d'une excellente santé jusqu'en 1870. A cette époque, il eut, dit-il, une pneumonie ; tel fut le diagnostic du médecin qui le traita : l'application d'un vésicatoire en arrière de la poitrine et des sinapismes sur les membres inférieurs lui permirent, au bout de quinze jours, de reprendre ses occupations. Le malade nous dit avoir éprouvé alors à peu près le même malaise et la même gêne respiratoire qu'au début de l'affection qui l'amène actuellement à l'hôpital. Toutefois, les douleurs étaient moins vives, l'oppression moins grande. Il y a deux mois, il a fait une chute qui a déterminé une forte contusion de l'épaule gauche (ecchymose s'étendant depuis l'épine de l'omoplate et de la clavicule jusqu'à la partie moyenne du bras). Depuis cet accident, l'appétit a disparu ; le malade a perdu ses forces et le moindre travail lui a causé de grandes fatigues. Le 22 octobre, il fut obligé de garder le repos Il avait la sensation d'un poids énorme au niveau du creux épigastrique et de l'hypocondre gauche. La respiration s'effectuait avec beaucoup de difficulté. Le 23, l'oppression était plus grande et elle s'accrut chaque jour de plus en plus jusqu'au 26, jour où il vit pour la première fois un médecin qui lui prescrivit un éméto-cathartique et lui fit appliquer un large vésicatoire à la base des deux poumons.

Tels sont les renseignements donnés par le malade qui, du reste, est très intelligent et s'est exactement rendu compte des changements apportés à son état de santé habituel. Le 28 octobre, il entre à l'hôpital, salle Sainte-Marthe, dans le service de M. Gallard.

L'examen du malade, fait le jour même de son entrée, donne le résultat suivant : nous le trouvons dans le décubitus dorsal, se relevant parfois pour prendre haleine et gardant, pendant un certain temps, la position assise. Il fait de grands efforts pour respirer ; la face est pâle et grippée, exprimant l'anxiété ; les yeux brillants ; la peau chaude et halitueuse. L'appétit est nul ; l'haleine fétide ; la langue est très sèche et présente un enduit blanchâtre. Constipation. Pouls 112. Toux fréquente. Les crachats sont verdâtres, aérés, inodores. L'examen de la poitrine donne pour le poumon gauche : à la percussion, en avant, de la matité s'étendant de la base jusqu'à 4 ou 5 centimètres au-dessous de la clavicule ; à ce niveau, sonorité exagérée ; en arrière, matité s'étendant de la base de la poitrine jusqu'à deux travers de doigts au-dessous de l'épine de l'omoplate. Près de la colonne vertébrale, on constate une sonorité exagérée très manifeste, occupant une surface de 6 centimètres carrés.

A l'auscultation : en avant, faiblesse du murmure vésiculaire correspondant à la matité ; au sommet, râles ronflants et sibilants. En arrière, diminution considérable du murmure vésiculaire.

L'examen du poumon droit fait reconnaître la présence des râles ronflants et sibilants dans toute son étendue.

Le cœur est légèrement dévié à droite.

Traitement : douze ventouses scarifiées en arrière du côté gauche ; digitale ; chiendent nitré.

30 octobre. — Le malade respire plus difficilement que dans la journée d'hier. Il a eu, pendant la nuit, des accès de suffocation qui ont nécessité l'application sur la poitrine de vingt ventouses sèches. Soulagement passager. Léger sommeil. Les crachats ont une odeur infecte; ce n'est point cependant l'odeur spéciale de la gangrène pulmonaire. Même traitement qu'hier.

31 octobre. — Anxiété plus vive, gêne considérable de la respiration. L'asphyxie étant imminente, une ponction est pratiquée au côté gauche, sous l'aisselle, dans le sixième espace intercostal et la seringue aspiratrice nous donne environ 500 grammes de liquide purulent. Après la ponction, la sonorité est plus considérable. On entend des râles sibilants et ronflants dans toute la hauteur du poumon. Gêne de la respiration. Même traitement.

1er novembre. — Point de sommeil. La percussion fait reconnaître une sonorité exagérée et l'auscultation, outre les râles sibilants et ronflants constatés les jours précédents, permet d'entendre le tintement métallique et la respiration amphorique. Fluctuation thoracique.

Pouls 108. Potion de Tood, vératrine 1 milligramme, quinze ventouses sèches en avant de la poitrine.

2 novembre. — Mêmes signes stéthoscopiques que les jours précédents. Point d'amélioration.

3 novembre. — Gêne croissante de la respiration. Pouls 108. 1 milligramme de vératrine, une pilule d'extrait thébaïque de 5 centigrammes, chiendent nitré, badigeonnages sur le thorax avec de la teinture d'iode.

4 novembre. — Dans la nuit, application de ventouses sèches, sinapismes aux membres inférieurs. Respiration beaucoup plus gênée qu'hier. Il est facile de produire le bruit d'airain. Le pouls est très petit ; 124 pulsations. L'opération de l'empyème est jugée nécessaire, et M. Labbé est appelé pour la pratiquer.

Une large ouverture de 6 centimètres est faite dans le septième espace intercostal, au niveau du tiers moyen de la poitrine. Il en sort aussitôt avec violence et par saccades 1500 grammes de liquide purulent, mêlé de sang et exhalant une odeur fétide. Après l'écoulement du liquide, le pansement ordinaire est appliqué.

Quatre à cinq minutes se sont à peine écoulées que les personnes chargées de surveiller le malade s'aperçoivent qu'il devient très pâle, que la peau se couvre de sueur, et que la charpie et les linges de pansement sont imbibés de sang. Le pansement est aussitôt retiré. Sur la lèvre inférieure de la plaie, le sang coule en bavant, mais en quantité fort peu considérable. Le doigt introduit dans la plaie reçoit un jet de sang chaud ; à ce moment, le malade a des lipothymies. Un tampon, reposant en bas sur le bord supérieur de la côte et appliqué en haut contre la gouttière costale, fait cesser l'hémorragie. On le constate en introduisant le doigt indicateur dans la plaie et en le retirant non souillé de sang. Mais le malade, d'ailleurs faible et cachectique, avait déjà subi une perte sanguine considérable. Il ne tarda pas à succomber dans une nouvelle syncope.

L'autopsie est faite vingt-quatre heures après la mort. En avant, le poumon gauche adhère à la paroi costale depuis le bord inférieur de la troisième côte jusqu'en bas ; en arrière, une fausse membrane très épaisse est surajoutée à la plèvre pariétale et à la plèvre viscérale ; des adhérences restent entre l'une et l'autre, circonscrivant deux cavités, l'une supérieure, l'autre inférieure, plus spacieuse que la première. Dans la loge inférieure existe un caillot sanguin volumineux, du poids de 350 grammes. Dans la loge supérieure, on trouve des fausses membranes très épaisses. A la partie supérieure de la loge inférieure, on détache des fausses membranes noirâtres, molles, exhalant une odeur fétide ; celles-ci, enlevées avec précaution, laissent à nu la plèvre viscérale noirâtre, ramollie, ulcérée dans une étendue de 4 à 5 centimètres carrés. Sur cette surface, réduite en putrilage et atteinte de gangrène, on trouve l'orifice qui fait communiquer la cavité pleurale avec le poumon. Celui-ci, quand on le presse au niveau de l'orifice de communication, laisse couler un liquide sanieux, aéré. Dans tout le reste de son étendue, le tissu pulmonaire ratatiné n'offre aucune trace de tubercules. Le cœur est mou, un peu graisseux. On trouve un petit caillot noirâtre sur l'orifice mitral. L'épaule gauche, à la dissection, n'offre point de traces d'épanchement sanguin. Les côtes ont dans toute leur longueur le même volume ; il n'est donc pas permis de supposer l'existence d'une fracture antérieure au moment de la chute. Le septième espace intercostal est détaché de la paroi thoracique; la veine, l'artère et le nerf sont disséqués avec soin de la région postérieure vers la région antérieure. La veine, appliquée contre le fond de la gouttière costale est indemne; *l'artère, au niveau de l'incision de la paroi thoracique, laisse voir une plaie d'un centimètre de longueur, offrant la disposition d'une éraillure.* Le nerf est dilacéré, mais non entièrement détruit. La plèvre et le poumon droit sont sains. Toutefois, sur le bord antérieur, on constate de l'emphysème pulmonaire. Pas de tubercules.

Dulac fait remarquer que, dans ce cas malheureux, l'incision rase le bord inférieur de la côte supérieure, alors qu'elle devrait raser le bord supérieur de la côte inférieure.

Bouveret, à propos de cette observation, recommande avec insistance de toujours raser ce bord supérieur de la côte. Mais il reconnaît avec Dulac que « les mouvements d'élévation et d'abaissement qu'exécutent les côtes pendant l'inspiration et l'expiration sont plus prononcés sur la partie moyenne des arcs costaux, et ces mouvements sont fort troublés chez un malade qui est en proie à une dyspnée très vive au moment de l'opération ». Et Bouveret conclut qu'il faut redoubler d'attention.

C'est fort bien. Mais ce ne sera pas toujours suffisant pour éviter l'artère. C'est assez commode de dire: suivez bien le bord supérieur de la côte inférieure. Mais si l'espace est étroit, si la dyspnée est forte, si la paroi thoracique est toute frémissante et secouée de mouvements désordonnés par l'essoufflement, l'émotion et la douleur, surtout chez des enfants ou des femmes nerveuses, on verra comme il y a loin du précepte à l'exemple, et comme on peut être sûr de raser le bord supérieur ! Et si, avec cela, on a lu les observations[1] de Demarquay et de Labbé, si l'on se souvient qu'un pareil malheur est arrivé à de tels maîtres, on sentira le bistouri trembler dans sa main, la blessure toujours possible de l'intercostale restera devant l'esprit comme un spectre troublant qu'il vaut la peine de supprimer définitivement par un procédé plus parfait.

4° Incisions sèches et fausses routes. — Procédé mixte de la ponction préalable.

Le second grief contre la pleurotomie simple, c'est qu'on manque souvent l'abcès, surtout s'il est enkysté, interlobaire et autre, et qu'on peut intéresser les organes voisins.

« Bien que l'incision n'ait pas été pratiquée hors des limites du foyer purulent, il peut arriver qu'elle reste sèche. Le bistouri a certainement pénétré dans la poitrine, il a dépassé la face interne des côtes, et cependant aucun liquide purulent ne paraît entre les lèvres de la plaie. C'est là assurément une surprise fort désagréable pour l'opérateur. L'absence de tout écoulement ne peut être dû qu'à deux causes, si l'incision, comme nous l'avons supposé, est bien pratiquée dans les limites de la collection purulente. Du reste, il se peut fort bien encore que la ponction exploratrice ait donné du pus. Dans le premier cas, il

[1] Nous tenons de M. Gangolphe, qu'ensuite d'une pleurotomie faite dans un des services de la Croix-Rousse, l'artère intercostale ayant été blessée, le malade mourut dans la nuit du fait de l'hémorragie.

existe une bride membraneuse fixant le poumon à la paroi thoracique, ou même une cloison divisant l'épanchement en plusieurs loges et l'incision est tombée précisément sur le point où cette bride et cette cloison viennent se fixer à la paroi thoracique. Dans le second cas, une fausse membrane est appliquée sur l'orifice profond de l'incision et, pressée par la tension de l'épanchement, oblitère cet orifice à la manière d'une valvule. Il faut d'abord bien s'assurer que l'incision est assez profonde et qu'elle dépasse de toute l'épaisseur probable de la plèvre enflammée, le niveau de la face interne des côtes. On fait ensuite une ou plusieurs ponctions exploratrices en différents points de l'incision, soit avec un des trocarts de M. Potain, soit avec une seringue de Pravaz. Si l'on obtient du pus, la canule reste en place et sert de conducteur au bistouri[1]. »

Nous avons cité toute cette page parce qu'on y explique comment l'incision peut être sèche, même si l'on est sur le foyer purulent et qu'on y indique un moyen de sortir d'embarras.

Il y a deux éléments nouveaux dans ce conseil de M. Bouveret : la ponction exploratrice pour marquer le lieu de l'incision, et la canule servant de conducteur au bistouri.

Debove et Courtois-Suffit recommandent de ne jamais pratiquer la pleurotomie sans avoir fait préalablement une ponction exploratrice. Terrier dit qu'il n'est pas sûr que ce soit chose indispensable pour des chirurgiens.

Sans vouloir contester le flair particulier du chirurgien

[1] Bouveret, *Traité de l'empyème*, p. 207-208, 1888.

pour les collections purulentes, nous pensons avec Bouveret, Debove et Courtois-Suffit et beaucoup d'autres auteurs non moins autorisés, que la ponction préalable est de la plus élémentaire prudence[1].

Les incisions sèches doivent être assez fréquentes, bien qu'elles ne soient pas habituellement relatées dans les observations. Nous avons été témoin d'un fait de cet ordre dans un des services de chirurgie à l'Hôtel-Dieu de Lyon. On amène sur la table d'opération un homme jeune et d'apparence vigoureuse. Il a une pleurésie gangreneuse. On fait de l'anesthésie locale au chlorure d'éthyle. Le chirurgien, un des plus distingués et des plus justement appréciés, plonge son bistouri dans le huitième espace intercostal, et, d'un seul coup, fait une large ouverture. Le patient pousse un cri et se tord de douleur. Tous les yeux se dirigent vers la plaie thoracique : rien ne sort. Cependant le chirurgien avait percuté et ausculté, et il croyait bien être en plein dans le foyer purulent. Il percute et ausculte de nouveau. Il dit : c'est sûrement une pleurésie enkystée. On fait l'anesthésie deux espaces plus haut, dans le sixième. Il plonge de nouveau son bistouri et, d'un seul coup, fait encore une large ouverture. Le patient hurle de douleur. Mais cette fois, il sort des flots de liquide gangreneux dont les émanations font pâlir tous les assistants et ont bientôt vidé la salle des curieux qui la remplissaient.

[1] M. Gangolphe nous a parlé d'un cas d'épanchement pleurétique où deux maîtres, et non des moindres, pratiquèrent la pleurotomie sans ponction préalable. Il se trouva que c'était un simple épanchement séreux. La déplétion thoracique qui s'ensuivit amena des troubles de la plus haute gravité, en particulier des hémoptisies qui tuèrent le malade en quelques heures.

Cette façon d'opérer avait produit sur nous une grande impression. C'était rapide. En une seconde, la brèche était faite. Et le malade ne sentait son mal qu'après coup. Il est vrai, mais si l'on avait commencé par une ponction exploratrice, on eût épargné au malade une douleur considérable qu'il subissait en pure perte, et un délabrement thoracique qui ne pouvait en rien hâter la guérison.

Nous avons trouvé dans la thèse du docteur Baumevieille une observation qui n'est pas sans analogie avec l'histoire que nous venons de rapporter.

S..., trente et un ans, terrassier, entre le 20 février 1889 à l'hôpital de la Croix-Rousse, pour une pneumonie gauche. La défervescence ne se produit pas. Le 2 mars, on constate une pleurésie. On fait une ponction avec l'aspirateur Potain, et l'on retire 300 grammes de pus. Aussitôt M. Dor, en l'absence de M. Pollosson, fait la pleurotomie ; mais il ne s'écoule pas de pus. L'épanchement est cloisonné. M. Dor ne continue pas l'opération. Les jours suivants, on n'observe pas de mieux sensible ; la fièvre persiste toujours. Le 14 mars, M. Pollosson fait une seconde incision ; il s'écoule une quantité considérable de pus et de fausses membranes. Drainage et lavages. A partir de ce jour, la température baisse, la fièvre disparaît le 25 mars. Le 10 avril le drain est enlevé. Le malade sort le 1er mai. (Baumevieille, *Du traitement des pleurésies métapneumoniques*, p. 39, Lyon, 1890.)

Ratcliffe, de Londres, « relate le cas d'un malade chez lequel l'autopsie montra que l'incision thoracique n'avait mis à nu que des adhérences pleurales sans atteindre la cavité de l'abcès. L'orateur insiste sur les indications précieuses fournies par la ponction exploratrice, indications que ne sauraient donner à elles seules l'auscultation et la percussion [1] ».

Et il faut que la ponction précède immédiatement la pleurotomie, car on a des exemples d'incision sèche à l'endroit où, trois jours auparavant, la thoracentèse avait donné du pus [2].

On peut même avoir une incision sèche immédiatement après la ponction comme vient de nous le montrer l'observation de M. Pollosson. Et cela nous ramène au conseil de M. Bouveret, de laisser en place la canule pour diriger le bistouri.

Procédé mixte de la canule conductrice. — Une fois la canule dans la plèvre, si l'on s'en sert pour conduire le bistouri, on pourra suivre le procédé lent, couche par couche, ou le procédé rapide, d'un seul coup.

Le Dr Carre, d'Avignon, a décrit dans le *Lyon médical* cette seconde manière de faire, et il la tient pour supérieure à l'autre :

« Un trocart à hydrocèle est enfoncé au lieu d'élection. ... L'opérateur maintenant la canule de la main gauche, un aide tire sur la peau à 6 ou 7 centimètres en avant du point d'implantation et dans la direction de l'espace intercostal. Cette traction en sens inverse délimite un sillon au fond duquel la peau est divisée à l'aide du bistouri dans une étendue de 6 centimètres. La pointe du bistouri est enfoncée en rasant la canule du trocart jusque dans la plèvre, et les couches musculaires sont incisées d'un seul coup dans l'étendue correspondante à la peau, en ayant la

[1] *Semaine médicale*, p. 317, 1892.
[2] Bouveret, *loc. cit.*, p. 495.

précaution de se rapprocher du bord supérieur de la côte inférieure..... L'immobilisation des parties, la section en masse des muscles intercostaux mettent à l'abri de ces fausses routes auxquelles on est souvent fatalement conduit quand on divise suivant les procédés classiques, les parois thoraciques couche par couche [1]. »

Assurément la ponction ainsi faite aura bien des chances d'épargner l'incision sèche. Mais la canule conductrice n'empêchera ni la blessure de l'intercostale, ni même certaines fausses routes, quoi qu'en dise son auteur. En effet, on n'est point toujours assuré que la pointe du bistouri suive exactement la canule. Et M. le Dr Gangolphe nous a parlé de cas où la ponction avait amené du pus, et où le bistouri n'en trouvait point, la canule étant engagée dans un empyème enkysté, surtout un empyème interlobaire, et le bistouri glissant à côté sans y pénétrer.

On a observé des perforations du diaphragme [2], du péricarde [3]. Le bistouri est allé s'égarer jusque dans le foie, jusque vers le rein [4].

Le but est donc d'avoir une canule qui montre où est le pus et qui puisse y conduire sûrement le bistouri. Or, les aiguilles aspiratrices et les canules des trocarts ordinaires n'ont pas cette dernière propriété.

Des instruments ont été inventés sous l'empire de ces préoccupations.

[1] *Lyon médical*, n° 6, 1874.

[2] Bouveret, *loc. cit.*, p. 508 et 513. — Peyrot, thèse de Paris, p. 92.

[3] *Revue des sciences méd.*, t. XX, p. 535.

[4] Peyrot, thèse de Paris, p. 92, 1876.

Procédés spéciaux. — *Thoracotome de Vergely*[1]. — Il y a un thoracotome de Vergely, « sorte de couteau à tranchant oblique et dont le dos porte une canule fendue dans toute sa longueur, par conséquent élastique et capable de recevoir des trocarts de différents calibres. Un trocart est enfoncé dans la poitrine et le poinçon reste en place. Sur ce poinçon on adapte la canule du couteau, lequel est poussé vers la plèvre, divise ainsi les parties molles et pénètre dans la cavité purulente. Le poinçon du trocart sert de conducteur à la lame coupante[2] ».

Le couteau va bien où est le poinçon. Mais on n'est pas sûr que le poinçon soit dans l'empyème et l'artère intercostale n'est pas ménagée.

Thoracotome de Leyden[3]. — Leyden a inventé un thoracotome, « trocart muni de lames latérales. Les lames sont cachées et l'instrument figure tout à fait un trocart. On fait saillir les lames en pressant sur deux tiges qui se trouvent de chaque côté du manche de l'instrument. L'opérateur fonctionne, et, en retirant le trocart, appuie sur les deux tiges. La section de la plèvre et des parties molles s'opère de dedans en dehors[4] ».

Ce thoracotome n'est qu'ingénieux. Il ne donne aucune

[1] Bouveret, *loc. cit.*, p. 161, et *Bull. de la Soc. méd. des hôp. de Paris*, p. 205, 1877.

[2] Reverdin a inventé, pour ouvrir le péritoine, dans certains cas, un instrument construit exactement sur le même principe que le thoracotome de Vergely.

[3] *Ibid.*, p. 161.

[4] Les urétrotomes de Maisonneuve et de Sédillot, le métrotome de Laroyenne réalisent, pour d'autres organes, la même idée que le thoracotome de Leyden.

garantie contre la blessure de l'intercostale, ni contre l'incision sèche et les fausses routes.

Aiguille de Cabot. — Il y a encore l'aiguille de Cabot : « Pour guider le bistouri dans l'espace intercostal, M. Cabot se sert d'une aiguille creuse, assez semblable aux aiguilles de l'aspirateur de M. Dieulafoy et qui présente une fente dans presque toute sa longueur. La fente est fort étroite, de crainte que la rétraction des parties molles n'oblitère la cavité de l'aiguille, mais assez large pour admettre et laisser glisser aisément la pointe d'un bistouri.

« L'aiguille est d'abord enfoncée dans l'espace intercostal; l'écoulement du pus indique qu'elle a pénétré dans la cavité purulente. Le bistouri est aussitôt glissé dans la fente de l'aiguille; il pénètre dans la plèvre sûrement et par le même orifice de ponction que l'aiguille elle-même. Il est vrai que, sans le secours de cette sorte de conducteur, il est fort difficile de faire pénétrer le bistouri secrètement par l'orifice de la ponction exploratrice[1]. »

«Mais, ajoute Bouveret, ce n'est pas là un bien grand inconvénient. Ces thoracotomes sont ingénieux, mais ils ne valent pas le plus simple des bistouris. Ils exposent bien plus à la blessure de l'artère intercostale, que le bistouri ordinaire, seul instrument avec lequel il soit possible de suivre sans dévier le bord supérieur de la côte inférieure. Ces thoracotomes ont encore un autre inconvénient : ils font à la plèvre une incision aussi large et même plus large que celle de la peau et des muscles. Or, pour éviter les infiltrations purulentes, il importe que l'incision des par-

[1] *Ibid.*, p. 162, et *Boston medical and surgical Journal*, p. 145, 1883.

ties profondes soit notablement moins étendue que celle des parties superficielles[1]. »

Nous approuvons les critiques que M. Bouveret adresse aux thoracotomes. Cependant l'aiguille de Cabot paraît excellente pour la ponction exploratrice et pour la direction du bistouri. Son seul défaut, mais il est capital, est de ne préserver en rien de la blessure de l'intercostale.

Pince à pansement. — Il paraît que l'on s'est aussi servi d'une pince à pansement. « Quelques chirurgiens ont encore conseillé d'abandonner le bistouri pour compléter l'ouverture de l'empyème. La plèvre est ponctionnée avec la pointe du bistouri, et, par cette étroite ouverture, on introduit une pince à pansement fermée. Cette pince est retirée ouverte et l'écartement des branches élargit l'orifice de ponction en dilacérant la plèvre. Si l'empyème est ancien, la paroi épaissie et sclérosée ne se laissera pas aisément déchirer par ce procédé. Si l'empyème est récent, la déchirure peut être étendue, irrégulière et plutôt perpendiculaire que parallèle à l'incision des parties molles. La plèvre est tiraillée, contuse, décollée sur les côtes supérieure et inférieure, et ce sont là des conditions fâcheuses, très propres à engendrer des infiltrations purulentes et profondes de la paroi thoracique...Le bistouri est donc le seul instrument qui convienne, pour inciser l'espace intercostal et ouvrir la plèvre[2]. »

Evidemment la pince à pansement est un mauvais instrument et M. Bouveret a bien raison de la condamner. Mais il n'en résulte nullement que le bistouri seul soit l'idéal.

[1] Bouveret, *loc. cit.*, p. 162.
[2] Bouveret, *loc. cit.*, p. 163.

Nous croyons avoir surabondamment montré le contraire.

Or le procédé qui concilie tout, qui fait la ponction exploratrice, qui évite sûrement les incisions sèches et les fausses routes, et non moins sûrement les blessures de l'artère intercostale, c'est le procédé, nous dirons mieux, la méthode de la pleurorrhexie qu'il nous reste à décrire.

CHAPITRE IV

LA PLEURORRHEXIE [1]

Il est rare qu'une opération naisse complète, toute formée sous les doigts du chirurgien, d'un seul coup définitivement arrêtée dans ses moindres éléments. Et lorsqu'il faut une instrumentation spéciale, l'instrument de choix a été habituellement précédé par des instruments de rencontre, qu'il est venu avantageusement remplacer.

L'opération de M. Gangolphe a aussi son histoire, mais une histoire très courte, qui n'occupe pas même une année entière, et qui n'est appuyée que sur deux documents. Le premier est une observation que MM. Gangolphe et R. Leclerc prirent vers la fin de 1887, dans le service de M. le professeur Lépine, et qu'ils publièrent dans la *Revue de Médecine* de Paris, l'année suivante, sous cette rubrique : « Abcès pleuraux ayant donné lieu à une symptomatologie particulière. Pleurotomie, résection costale. » Nous la transcrivons ici telle que nous avons pu la relever dans la *Revue de Médecine*. Elle est considérable, mais on ne regrette pas le temps qu'on passe à la lire.

[1] το πλευρόν, la plèvre ; ῥήγνυμι, je déchire.

Le nommé R. J... entre à l'Hôtel-Dieu le 28 septembre 1887, dans le service de la clinique médicale, pendant les vacances, alors que l'un de nous suppléait M. le professeur Lépine. C'est un Italien âgé de vingt-sept ans, ayant les apparences d'une santé assez médiocre. Néanmoins, il faisait assez régulièrement son travail de journalier, lorsque, le 19 septembre, il dut s'aliter à la suite d'un accident dont nous allons parler. Depuis plusieurs jours il éprouvait déjà quelques malaises. Il avait un peu perdu l'appétit et les forces. Il ressentait une légère céphalalgie et il avait en même temps de petites épistaxis, mais malgré cela il continuait à travailler comme de coutume.

Le 19 septembre, il tomba accidentellement dans une rivière et il dut séjourner un certain temps dans l'eau, car lorsqu'on le retira il avait complètement perdu connaissance. A partir de ce moment, il ne quitta plus le lit. Le lendemain, il fut pris de petits frissons répétés et il eut un point de côté à droite. En même temps il dut présenter des phénomènes généraux assez sérieux, car, bien qu'il fût à la campagne, chez un aubergiste qui le logeait et l'avait comme pensionnaire, il reçut plusieurs fois la visite du médecin.

A son entrée à l'hôpital, le 28 septembre, on est en présence d'un malade très oppressé, en état d'orthopnée. Il a une fièvre assez forte (39°5), son pouls est petit et rapide (120). Il est abattu et dans un état de faiblesse assez prononcé. Pas de délire. Le ventre est modérément douloureux, la langue est sale et les urines renferment une assez notable quantité d'albumine. En somme, les phénomènes généraux sont assez semblables à ceux de l'état typhoïde. La dyspnée étant le symptôme prédominant, on procède à un examen méthodique de la poitrine et on constate ce qui suit :

La forme générale du thorax paraît normale. Du côté gauche la percussion révèle une sonorité parfaite dans toute l'étendue du poumon. A droite, sous la clavicule, il y a une tonalité légèrement plus élevée que du côté gauche. Du même côté, en arrière, la sonorité est normale dans les deux tiers supérieurs environ. Il n'en est pas de même dans le tiers inférieur. Là on constate une diminution considérable du son, sans qu'il y ait cependant une matité absolue. La zone de matité se confond latéralement avec la matité hépatique et, en arrière elle s'étend jusqu'à la colonne vertébrale. Elle ne varie point avec les changements de position du malade. Au même niveau, les vibrations thoraciques sont considérablement diminuées, presque abolies. L'auscultation révèle l'existence de râles sonores dans les deux côtés, sans prédominance pour les sommets. A la base gauche, on perçoit en même temps quelques râles sous-crépitants moyens. A la base droite, dans la région mate, on est frappé principalement par une diminution très considérable du murmure vésiculaire. Les fortes inspirations qui suivent la toux, font naître des râles sous-crépitants, mais il n'y a ni souffle ni égophonie.

On perçoit très nettement la sensation de fluctuation thoracique, même en interposant le bord cubital de la main entre le point percuté et l'endroit où l'on sent la fluctuation. Ce signe, qui n'existe pas de l'autre côté, est constaté également par notre ami, le Dr Mouisset, très expert dans ce genre de recherches qui ont fait le sujet de sa thèse inaugurale. L'expectoration à ce moment se réduit à quelques crachats muqueux.

En résumé, matité avec abolition presque complète des vibrations, silence respiratoire avec quelques râles sous-crépitants, sensation de flot très nette, tels sont les signes stéthoscopiques que l'on constate à la base droite, le jour de l'entrée du malade à l'Hôtel-Dieu. Le lendemain, 29 septembre, en présence de la dyspnée qui n'a pas été amendée par deux fortes applications de vésicatoires, en présence de symptômes généraux qui laissent tout autant à désirer, on pratique au niveau de la zone de matité deux ponctions exploratrices avec l'aiguille de Pravaz, la première sur la ligne axillaire, et la seconde plus bas et plus en arrière. Toutes deux ne donnent issue à aucune espèce de liquide.

On prend alors l'aiguille numéro 2, de Dieulafoy et on l'enfonce en un point où la fluctuation se perçoit très nettement. Il ne s'écoule qu'une goutte de sang. Le vide en main, on retire lentement l'aiguille sans aucun autre résultat. Il est inutile de dire que ces trois ponctions ont été pratiquées avec les précautions antiseptiques nécessaires.

Le 30 septembre, les râles sous-crépitants de la base droite sont un peu plus nombreux, les signes stéthoscopiques persistent. On applique un large vésicatoire.

Jusque vers le milieu du mois d'octobre, les signes locaux restent sensiblement les mêmes, mais le malade maigrit et se cachectise malgré un traitement général fortement tonique, et une révulsion énergique au moyen de pointes de feu.

M. le professeur Lépine reprend le service. A son instigation on fait au laboratoire de la clinique médicale, le 16 octobre, un premier examen au point de vue bacillaire des crachats qui sont devenus plus abondants et purulents. Cet examen est négatif.

Bien que la cachexie s'accuse, l'examen plusieurs fois répété des sommets n'a jamais révélé que quelques râles sonores inconstants, existant d'ailleurs dans toute la hauteur des deux côtés. Le 18 octobre, on entend à la base droite de gros râles humides dont le nombre et le timbre métallique s'accusent pendant la toux. La dyspnée est croissante. Les crachats sont nettement purulents, leur quantité est plus considérable, mais cette augmentation n'a pas été absolument subite. On y constate de nouveau l'absence du bacille de la tuberculose.

Le 26 octobre, on fait un examen qui aboutit au même résultat. Le 3 novembre, les bruits pseudo-cavitaires de la base droite ont augmenté. On entend un souffle à timbre caverneux et de gros râles muqueux de plus en plus métalliques. L'expectoration et l'haleine sont fétides.

Le 8 novembre, ces bruits ont diminué. On ausculte les sommets qui paraissent intacts. L'oppression n'augmente pas, mais le malade maigrit et il se cachectise de plus en plus. Il n'existe pas d'œdème soit au thorax, soit aux membres inférieurs. Il n'y a pas d'ascite, la rate n'est pas grosse et le foie est normal. Les bruits du cœur sont faibles et fréquents. La veille au soir, la température rectale, qui le matin était à 37°2, est montée à 41°3, sans être accompagnée de frisson. Notons que du 28 septembre jusqu'au 7 octobre, elle s'est maintenue à peu près aux environs de 38°5 le matin et de 39 degrés le soir. Du 7 au 14 octobre, la température du soir atteint assez souvent 40 degrés, celle du matin étant également un peu plus élevée que précédemment.

De fortes doses d'iodure de sodium, administrées à partir de ce moment pendant quelques jours produisent des abaissements de température parfois très marqués, mais momentanés.

Le 9 novembre, nouvel accès de fièvre qui fait monter la température à 41 degrés. Les bruits pseudo-cavitaires sont de nouveaux assez intenses, et ils s'étendent en haut du côté de l'omoplate dans les jours qui suivent.

Le 23 novembre, ils s'entendent à partir de l'épine de l'omoplate ; les sommets paraissent toujours intacts, et les crachats, examinés une quatrième fois, ne contiennent pas de bacilles tuberculeux.

Le 7 décembre, l'état général s'aggravant de plus en plus, on se décide à pratiquer une nouvelle ponction, qui est faite avec une aiguille de Dieulafoy, dans le septième espace, un peu en arrière de la ligne axillaire. Elle donne issue à quelques cuillerées d'un pus extrêmemeut fétide, épais et bien lié.

Le 9 décembre, on fait une nouvelle ponction dans le huitième espace et plus en arrière, et on retire 50 grammes environ de pus dont la fétidité fait reculer les assistants. On sent que l'extrémité de l'aiguille se promène librement dans une cavité dont les parois semblent très épaisses, très dures et comme calcaires. On pousse en ce moment dans la cavité une injection d'une solution de thymol, laquelle provoque immédiatement des quintes de toux et est rejetée par la bouche, mélangée à une expectoration purulente.

L'aspiration faite après l'injection ne ramène rien. Cette exploration jointe aux phénomènes stéthoscopiques qui n'avaient jamais été franchement ceux de la pleurésie, fit naître dans notre esprit l'idée de la possibilité d'un abcès pulmonaire probablement bronchopneumonique. L'avenir, comme nous le verrons, ne devait pas justifier cette hypothèse.

En présence d'une aggravation de plus en plus sensible de l'état général, de l'absence de bacilles tuberculeux dans les crachats et de signes certains d'infiltration tuberculeuse des sommets; étant donné, d'autre part, que l'on avait la certitude absolue de l'existence d'une cavité purulente, on se décide à tenter une intervention chirurgicale.

M. Gangolphe, chirugien-major désigné de l'Hôtel-Dieu, veut

bien se charger de l'opération. A cause de l'état d'affaiblissement du malade et de la gêne de la respiration, on ne fait pas d'anesthésie.

Le sujet dans le décubitus dorsal, incliné sur le côté gauche, la partie supérieure du tronc légèrement relevée, on pratique l'opération suivante : tout d'abord, on fait une ponction exploratrice à l'aide d'un fin trocart dans le huitième espace intercostal, à 7 ou 8 centimètres de la ligne des apophyses épineuses, bien en arrière par conséquent de la ligne axillaire. Cette ponction ne donne issue qu'à des gaz fétides ; le trocart se meut assez facilement comme dans une cavité spacieuse. La paroi thoracique est légèrement rouge, tuméfiée et douloureuse à ce niveau ; la pression superficielle fait sourdre quelques gouttelettes purulentes par une ancienne ponction qui paraît avoir déterminé ce petit foyer phlegmoneux. Nous basant sur ces données et sur les indications précises qui nous sont fournies par M. le professeur Lépine, nous décidons de faire l'incision. Le trocart explorateur est laissé en place, confié à un aide pour servir de guide, et l'on fait une incision de 9 à 10 centimètres parallèlement à la huitième côte. Deux petits débridements sont en outre pratiqués à la partie moyenne et à l'extrémité antérieure de cette ligne dont l'ensemble représente presque un F horizontal (╥). Les parties molles (peau, tissu cellulaire, muscles) sont divisées au thermocautère chauffé à blanc. L'hémorragie est nulle. On incise le périoste sur la face externe de la huitième côte, sur une étendue de 6 à 7 centimètres.

Après avoir dénudé ce segment costal, on le sectionne sur une sonde de cuivre flexible avec de fortes cisailles.

Les vaisseaux et nerfs intercostaux ainsi que la plèvre étant protégés par des écarteurs, on résèque chacun des deux bouts sur une longueur de 3 centimètres. La portion totale enlevée est donc de 6 centimètres environ.

On pratique ensuite une résection de même étendne sur la septième côte. Pas d'hémorragie. Les artères intercostales sont pincées, puis sectionnées entre deux ligatures. L'opération a donné une très grande mobilité à la paroi thoracique.

Pour pénétrer dans le foyer avec une sécurité absolue, on glisse sur le trocart explorateur une fine sonde cannelée : son extrémité se meut librement. Quelques bulles de gaz fétides viennent se montrer dans la cannelure. On conduit alors sur la sonde le dilatateur-gouttière de M. le professeur L. Tripier. La sonde est retirée et le trajet est agrandi par le dilatateur.

Certain d'être dans la collection purulente, on agrandit l'orifice, puis le doigt introduit dans la cavité et servant de conducteur, nous ouvrons largement au thermocautère chauffé au rouge sombre. Cette section des tissus s'est effectuée lentement, sans hémorragie, sur une étendue égale à celle de la résection costale et horizontalement. Les couches traversées à ce moment par l'instrument atteignent presque une épaisseur de 2 centimètres à 2 cm. 1/2. Grâce à cette large ouverture, on se rend très bien compte de l'état de la lésion.

La paroi externe de la poche purulente est rendue mobile par le désossement thoracique. La paroi inférieure affleure presque le point le plus déclive de l'incision. Il ne peut y avoir de rétention. Désirant voir avec plus de détails la surface interne de la cavité et surtout la communication avec les bronches, nous approchons le fer chauffé à blanc, son faible rayonnement étant une garantie de l'innocuité de cette manœuvre. On voit très bien de cette façon la fistule bronchique située dans l'angle postéro-interne de la cavité [1].

Lavage à l'eau boriquée tiède. Deux gros drains sont placés dans la cavité. Large pansement antiseptique. L'opération a duré environ trente-cinq à quarante minutes ; le malade ne paraît nullement déprimé.

Si l'on a pratiqué la résection de deux segments costaux avant d'avoir ouvert largement et exploré avec le doigt le foyer pathologique, c'est que la mobilité du trocart explorateur nous fournissait

[1] On pourrait, croyons-nous, se servir utilement en pareil cas de l'éclairage électrique ; il serait alors facile de modifier, par des antiseptiques ou des caustiques très faibles, les fistules bronchiques rebelles à la cicatrisation.

des renseignements relativement précis sur les dimensions de la lésion, et, par suite, sur l'étendue à donner à la résection costale.

Comme on le voit dans les lignes précédentes, nous avons employé le trocart explorateur, non seulement pour faire la ponction, mais encore pour arriver sur la lésion.

Ce détail si simple acquiert à notre avis une importance capitale dans le manuel opératoire de la chirurgie thoracique (pleurotomie, pneumotomie). Après avoir constaté l'existence d'un foyer morbide pleural ou pulmonaire, il faut laisser en place la canule exploratrice et s'en servir comme d'un guide précieux.

Trop souvent cette précaution est négligée : de là des difficultés opératoires, ou même des accidents qui auraient pu être évités à coup sûr.

Un autre instrument dont l'usage achève de donner une sécurité complète à l'opérateur, est le dilatateur-gouttière du professeur L. Tripier. Nous ne saurions trop en recommander l'emploi en pareille circonstance. Grâce à lui, la petite ouverture faite par la canule est transformée, sans nouvelle incision, en un large orifice qui permet l'exploration digitale, le drainage pleural.

Les suites de l'opération furent très simples. L'escarre superficielle des lèvres de la plaie, due à l'action du thermocautère, s'élimina peu à peu, et bientôt les tissus, à ce niveau, présentèrent l'aspect rose et bourgeonnant des plaies de bonne nature. De plus, l'œdème phlegmoneux des parties molles qui existait sur une certaine étendue au moment de l'opération, a presque complètement disparu le 13 décembre, c'est-à-dire quatre jours après l'opération. On pratique des lavages dans la cavité tantôt avec une solution boriquée, tantôt avec une solution de thymol. Ces lavages sont faits au moins une fois par jour, quelquefois même deux fois, lorsque les pièces du pansement sont souillées. Ce pansement consiste à saupoudrer les lèvres de la plaie avec la poudre d'iodoforme, et à appliquer une large cuirasse de gaze et de coton antiseptiques.

12 décembre. — On note que la toux est moins fréquente, et que l'expectoration, moins abondante, n'est plus fétide. L'état général est moins mauvais qu'avant l'opération, le malade mange

davantage et il paraît moins faible. Du 11 au 13 décembre, la température qui, la veille de l'opération était montée à 40°4, se maintient un peu au-dessus de 39°5. Du 13 au 18, elle descend pour se maintenir entre 38°5 et 39°2. A partir du 18, nouvelles ascensions, dépassant 40 degrés, avec des oscillations diurnes de près de 2 degrés, sans que rien dans l'état local de la plaie, qui continue à aller très bien, justifie cette recrudescence. En présence de cette augmentation de la température, M. Gangolphe émet l'idée d'un second abcès dans un autre endroit. Nous verrons que l'autopsie justifia cette manière de voir.

20 décembre. — Le malade est pris subitement d'une hémoptysie abondante à laquelle il succombe.

Autopsie. — On constate aux deux sommets un certain nombre de tubercules miliaires. Il s'agit là d'une infiltration tuberculeuse déjà un peu ancienne, qui ne donnait lieu pendant la vie à aucun signe stéthoscopique certain. Nous avons vu, d'autre part, que l'examen des crachats, pratiqué quatre fois, n'a jamais permis de voir aucun bacille tuberculeux. L'hémoptysie avait eu pour cause une hémorragie bronchique dont on retrouvait les traces dans la partie supérieure du poumon droit, loin du siège de l'opération.

Le poumon droit présente des adhérences dans ses deux tiers inférieurs. Tout à fait en bas et dans la partie postéro-externe, la plèvre forme paroi interne d'un abcès pleural, dont la paroi externe, formée par la pariétale, présente une épaisseur de plus d'un centimètre. La plèvre viscérale, également épaissie, présente l'orifice fistuleux qui fait communiquer l'abcès avec les bronches. Cet orifice n'est pas immédiatement visible, et il faut le chercher. Il est d'ailleurs en partie recouvert par un lambeau de plèvre qui, pendant la vie, devait faire soupape, puisque les lavages de la cavité ne produisaient pas toujours l'expectoration du liquide injecté. L'abcès empiète un peu sur la face inférieure du poumon, et, à ce niveau, sa paroi inférieure comprend une petite portion de la plèvre diaphragmatique.

Dans la scissure interlobaire du même côté, on constate la présence d'un second abcès pleural, plus petit et plus récent que le premier, et qui ne présente pas de fistule bronchique.

Nous avons vu comment, en se fondant sur la persistance de la fièvre, après l'évacuation et les lavages antiseptiques de la première poche, l'un de nous avait soupçonné l'existence de ce second abcès. *(Revue de médecine*, 1888, p. 577 et suivantes.)

On voit que le Dr Gangolphe ne s'est pas contenté de la canule du trocart, comme Bouveret, Carre, etc., pour diriger son bistouri, mais qu'il s'est servi de la sonde cannelée dont la rainure est bien un chemin qu'une lame peut suivre sans dévier, ce qui fait penser tout de suite à l'aiguille de Cabot, et que, pour plus de sécurité, il a remplacé le bistouri par le dilatateur-gouttière de Léon Tripier. Tel est l'embryon du procédé.

Le second document [1] est une communication du Dr Gan-

[1] Trocart pour l'opération de l'empyème. — M. Gangolphe présente à la Société un trocart cannelé et en donne la description suivante :

Lorsque le diagnostic d'une collection purulente intra thoracique est nettement établi par une ponction, il est indiqué de procéder à l'ouverture du foyer. Facile dans un grand nombre de cas, cette opération peut être délicate s'il s'agit d'une collection enkystée en rapport avec la paroi thoracique seulement sur une petite étendue. En pareilles circonstances, il est très possible de s'égarer, de ne pas arriver au but que l'on s'était proposé, ou même de courir la chance de blesser quelque organe important.

Lorsque je soupçonne de telles difficultés, j'utilise habituellement la canule exploratrice comme un guide précieux. La ponction faite, le trocart retiré, le pus s'écoule en plus ou moins grande abondance ; on place un fausset sur l'orifice de la canule et, sans la retirer, je procède à l'incision des parties molles jusqu'aux intercostaux exclusivement.

Introduisant alors jusque dans le foyer une sonde cannelée sur la canule, je retire cette dernière et, sur la sonde, je glisse le dila-

golphe à la Société des sciences médicales de Lyon, en juillet 1888.

Du rapprochement du trocart pour faire la ponction exploratrice préalable et de la sonde cannelée pour diriger le bistouri et le dilatateur est né le trocart à canule cannelée.

Le procédé est adulte et nous espérons qu'il ne connaîtra pas la vieillesse.

L'usage de ce trocart doit mettre absolument à l'abri des incisions sèches et des fausses routes. Et l'emploi du dilatateur-gouttière pour ouvrir l'espace intercostal doit offrir une parfaite sécurité au sujet de l'artère intercostale.

C'est, du reste, ces deux ordres d'accidents que visait le

tateur-gouttière. Il suffit d'écarter légèrement les branches pour dilater l'orifice de la ponction sans faire d'incision plus profonde. Cette dernière considération paraîtra importante à ceux qui craignent de blesser l'artère intercostale. Par l'orifice, on se rend compte de l'étendue de la lésion, de l'opportunité d'une résection costale... Nous n'avons jamais eu à nous plaindre de cette manière de faire. Toutefois, au moment où l'on remplace la canule par la sonde cannelée, on peut éprouver quelques difficultés à suivre bien exactement cette dernière. Ce sont ces motifs qui m'ont poussé à faire construire un trocart dont la canule même est cannelée.

La ponction faite, le trocart retiré, la canule reste en place et, grâce à la cannelure dont elle est pourvue, permet que l'on glisse immédiatement sur elle le dilatateur-gouttière.

Même dans les cas simples, l'emploi de cet instrument nous paraît pouvoir rendre des services. A plus forte raison, s'il s'agit de pleurésies purulentes enkystées, interlobaires, ou de collections intra-pulmonaires (*Lyon médical*, Compte rendu de la Société des Sciences médicales de Lyon, juillet 1888).

Dr Gangolphe, ainsi qu'il le dit très explicitement dans sa communication à la Société des sciences médicales.

Nous pouvons maintenant aborder l'étude descriptive et critique de cette opération.

MANUEL OPÉRATOIRE

Préparation de l'opération. — *Asepsie.* — On réalise l'asepsie de la région par un savonnage tiède à la brosse, puis par des frictions avec un tampon de gaze stérilisée, imbibé d'alcool absolu, puis d'éther. Le champ opératoire est isolé par des linges stérilisés chauds. Les instruments sont soigneusement désinfectés, passés à l'autoclave ou flambés. Les mains sont aseptiques.

Anesthésie. — On pourra généralement opérer sans anesthésie. Très rarement, on recourra à l'anesthésie locale au chlorure d'éthyle. En aucun cas, on ne fera d'anesthésie générale.

Attitude du sujet. — Pour plus de simplicité, nous ne décrirons le manuel opératoire que pour le côté droit. Si l'on doit opérer à gauche, il n'y a qu'à transposer les termes. La ligne d'opération est la même, toute la différence est qu'on commence en avant pour finir en arrière, au lieu de commencer en arrière pour finir en avant.

Le malade sera à demi couché sur le bord de la table, son côté droit bien au jour, la poitrine légèrement relevée et le tronc un peu tourné sur le côté gauche sain, de façon que le côté droit malade soit bien en vue, et bien dégagé de tout ce qui pourrait gêner les mouvements de l'opérateur.

Attitude du chirurgien et des aides. — Le chirurgien se tient à droite du malade et s'efface un peu pour laisser le jour qui lui vient de gauche, tomber librement sur la région découverte.

Il est bon d'avoir un aide de l'autre côté pour tirer la main droite du sujet vers son épaule gauche, et, par ce moyen, relever le coude, découvrir la région et tendre le muscle grand dorsal dont le relief servira de repère.

Il est utile qu'un autre aide, aseptique, soit à droite et en arrière du malade, aux ordres du chirurgien.

Données anatomiques. — Il suffit de savoir que c'est dans le tiers moyen de l'espace intercostal qu'on a le plus de chance, d'éviter le nerf, l'artère et les veines, ce paquet vasculo-nerveux se cachant vers le tiers postérieur, dans la gouttière costale, pour en sortir de nouveau vers le tiers antérieur. Ceci n'est qu'une indication schématique, et il est probable qu'il y a de nombreuses anomalies.

C'est donc ce tiers moyen qui est le lieu d'élection pour l'opération de l'empyème. On aura à traverser successivement, de dehors en dedans, la peau, le tissu cellulaire sous-cutané, l'aponévrose superficielle, les digitations du muscle grand dentelé, une couche de tissu cellulaire lâche, le muscle intercotal externe, une couche de tissu cellulo-graisseux remplissant l'espace entre les deux intercostaux, le muscle intercostal interne, une couche de tissu cellulaire lâche sous-pleural et enfin la plèvre pariétale, soit au total une dizaine de couches.

Cette épaisseur peut se diviser en deux zones : une zone sûre qui va de la peau jusqu'à l'aponévrose de l'intercostal externe ; et une zone dangereuse qui va de cette aponévrose jusque dans la cavité pleurale.

Opération proprement dite. — L'opération comprend quatre temps : un pour la ponction qui traverse les deux zones, un pour l'incision de la zone externe, un pour la divulsion de la zone interne, le quatrième pour l'introduction des drains.

Premier temps. — On a déterminé l'espace à ouvrir. D'après les auteurs, c'est généralement le huitième chez les adultes et le sixième chez les enfants.

Avec beaucoup de raison, M. Gangolphe enseigne qu'il faut ouvrir là où est le pus. A cet effet, après auscultation et percussion, il fait une première ponction exploratrice avec une aiguille fine [1].

C'est généralement au voisinage de l'angle inférieur de l'omoplate que M. Gangolphe pratique son opération.

Il enfonce l'index gauche dans l'espace intercostal [2]. De la main droite, il fait glisser sur l'ongle de l'index la pointe du trocart qu'il plonge d'un seul coup à la profondeur voulue, comme pour une ponction ordinaire. Puis il retire le trocart : la canule reste en place, le pus coule. On met un fausset sur l'orifice.

Deuxième temps. — Saisissant alors le bistouri de la

[1] Dans les cas de gros épanchements, il est arrivé à M. Gangolphe de laisser couler par cette aiguille une partie du pus, afin de diminuer d'autant, et *insensiblement*, la tension intrapleurale et, par là, d'éviter les accidents dus à une décompression trop brusque du poumon. On pourra même quelquefois renvoyer au lendemain la pleurorrhexie, pour le plus grand bien du malade.

[2] Lorsque les côtes sont très rapprochées, comme cela se voit, on peut éprouver de grandes difficultés à faire la ponction. Mais quand l'index plonge dans l'espace et écarte les deux côtes au maximum, il prépare la voie au trocart et la ponction devient aisée.

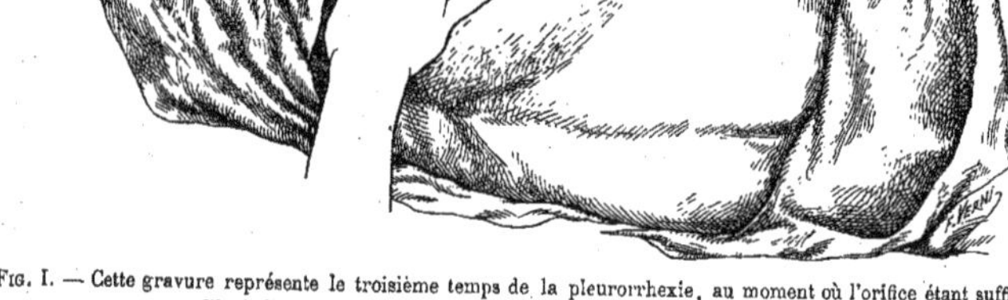

Fig. I. — Cette gravure représente le troisième temps de la pleurorrhexie, au moment où l'orifice étant suffisamment dilaté, l'index gauche va quitter la paroi et glisser dans l'ouverture pleurale.

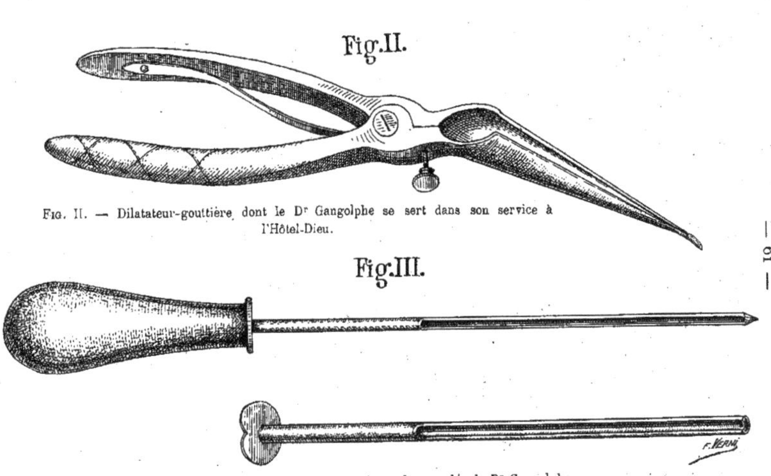

Fig. II. — Dilatateur-gouttière dont le Dr Gangolphe se sert dans son service à l'Hôtel-Dieu.

Fig. III. — Trocart à canule cannelée du Dr Gangolphe.

main droite, pendant que le pouce et l'index gauches tendent la peau, et partant chaque fois de la cannelure, il incise rapidement de gauche à droite sur une étendue de deux travers de doigts et couche par couche, la peau, le tissu cellulaire, l'aponévrose, le muscle de la paroi et le tissu cellulaire jusque sur le muscle intercostal externe. La zone sûre est franchie.

Troisième temps. — La main gauche restant en place, de la droite il lâche le bistouri, prend le dilatateur-gouttière de Léon Tripier, en introduit et fait glisser la pointe dans la cannelure, et écartant les branches, il dilate l'orifice suivant l'étendue de l'incision externe. Les cinq couches qui composent la zone interne ou dangereuse sont dilatées en même temps.

Quatrième temps. — A ce moment précis, il introduit l'index gauche dans la plaie, puis, retirant canule et dilatateur, il utilise son doigt pour explorer la cavité, déchirer des adhérences friables, s'il y en a, sentir peut-être une poche purulente enkystée dans le voisinage et essayer de l'ouvrir pour l'évacuer par le même orifice, et il termine en mettant dans la plèvre deux drains couplés qui avaient été d'avance préparés et montés sur une pince hémostatique.

Les drains sont fixés pour plus de sécurité, soit avec une épingle anglaise, soit par un fil entourant le thorax.

Si le pus est putride ou s'il y a eu des accidents de septicémie pleurale manifeste, on fait un lavage à l'eau bouillie simple ou faiblement antiseptique. *Sinon, on ne fait aucun lavage.* On met enfin un grand pansement ouaté aseptique par-dessus. *L'opération n'a pas duré une minute.*

APPRÉCIATION

Cette opération n'est pas une pleurotomie. Les muscles intercostaux et la plèvre ne sont pas sectionnés, mais bien écartés, à partir de l'orifice de ponction, Ils sont déchirés, et le terme de pleurorrhexie exprime bien ce caractère particulier.

Cette méthode réunit les deux avantages que nous avons vainement demandés à la pleurotomie classique et à ses modifications.

I. D'abord, l'artère intercostale ne peut être blessée.

Se trouvât-elle au-devant de la pointe du trocart qu'elle ne serait vraisemblablement pas embrochée, car étant plus résistante que le tissu cellulaire voisin et conservant une certaine mobilité, elle serait déplacée par la pointe qui glisserait sur elle au lieu de la percer.

Mais de l'aveu de tous les anatomistes et chirurgiens, cette éventualité n'est pas à craindre quand on opère au lieu d'élection. C'est sous la côte supérieure que se trouve l'artère, et c'est là qu'elle a été atteinte par le bistouri, dans les cas connus.

Or, si avec un bistouri on ne peut répondre absolument de ses coups, surtout dans le fond de l'espace, parce qu'on n'est pas maître des mouvements du thorax, on est parfaitement sûr de la direction du trocart, attendu qu'avant de piquer on a tout le loisir de calculer son coup et qu'avant que le patient ait pu faire des mouvements de défense, la ponction est faite avec une précision mathématique. Donc, sécurité absolue.

II. Les incisions blanches ne sont pas à craindre, puisque la canule est dans la collection purulente et que la cannelure y conduira nécessairement le dilatateur. Il va sans dire qu'avec ce trocart comme avec tous les autres, il pourrait se faire qu'on eût des ponctions sèches, et qu'il fallût ponctionner à côté. Mais en réduisant au minimum le calibre de ce trocart, il n'y aurait pas plus d'inconvénient avec celui-là qu'avec un autre.

Les fausses routes sont impossibles. En effet, ou bien la canule n'amène pas de pus et c'est une ponction à recommencer ; on n'incise pas. On ne sait même pas si la pointe s'est égarée et, comme elle est aseptique, c'est sans importance. Ou bien la canule amène du pus, elle est bien dans l'abcès, et il n'y aura de fausse route ni pour le trocart ni pour le dilatateur.

Du reste, on ne négligera pas les renseignements destinés à faire éviter le péricarde ou la rate dans un empyème gauche, et le diaphragme ou le foie, dans un empyème droit. Car si la ponction aseptique est jugée inoffensive, il est encore plus sûr de ne pas la faire inutilement.

III. N'y a-t-il pas enfin un inconvénient que Bouveret signale, théoriquement, à propos du procédé d'agrandissement de l'ouverture pleurale par la pince à pansement, à savoir, le décollement de la plèvre qui se déchire non pas dans le sens des côtes, mais perpendiculairement ?

A la vérité, il n'y a rien de commun entre la pince à pansement et le dilatateur-gouttière. D'abord, on ne voit pas pourquoi, après avoir tout incisé au bistouri jusqu'à la plèvre, qu'on ponctionne aussi au bistouri, on éprouve le besoin d'introduire une pince à pansement et de déchirer, alors que le bistouri étant dans l'abcès, il est si simple d'agrandir la boutonnière pleurale qu'on vient de faire. Ensuite, la pince à pansement a des branches plus larges à l'extrémité, elle est retirée ouverte, et c'est dans ce retrait brutal que la plèvre est forcée et comme emportée de dedans en dehors, ce qui doit évidemment produire des déchirures irrégulières[1].

Au contraire, avec le dilatateur, on écarte à l'ordinaire, en même temps et d'une seule pièce, l'intercostal externe, le tissu cellulaire, l'intercostal interne, le tissu cellulaire sous-pleural et la plèvre; et il est impossible que la plèvre se déchire irrégulièrement ni qu'elle se décolle, car sa déchirure est absolument limitée par celle des tissus saisis avec elle.

Il ne saurait donc y avoir, de ce fait, aucune infiltration de la paroi. En outre, on voudra bien remarquer que le dilatateur ne s'ouvre pas dans l'abcès à la manière d'une pince pour être retiré ensuite avec effraction. Les branches s'écartent et dilatent à ce moment, et déchirent sur place, d'un mouvement uniforme, tous ces tissus solidaires les uns des autres, ce qui équivaut pour la régularité à un coup de bistouri donné perpendiculairement dans l'espace intercostal, avec écartement subséquent des lèvres de la plaie, de façon à la transformer en fente transversale.

[1] Encore M. Bouveret n'a-t-il aucun fait de suppuration pariétale à mettre sur le compte des décollements possibles.

Quoi qu'il en soit, l'expérience confirme ces notions théoriques, puisque le Dr Gangolphe, dans plus de *cinquante cas* où il a eu, au cours de ces dix dernières années, l'occasion d'employer son procédé, n'a observé aucune infiltration purulente de la paroi, tandis que M. Bouveret, avec le bistouri qui cependant doit faire des sections nettes, a eu un cas[1] de suppuration de la paroi, même malgré toutes les précautions antiseptiques.

Observations.

Nous ne donnons que cinq observations, parce que nous n'avons à notre disposition que celles qui ont été prises dans le service actuel de notre maître le Dr Gangolphe, et depuis un an environ. Mais à la vérité, ce nombre est plus que suffisant. Nous pourrions même n'en donner aucune. En effet, au point de vue de l'opération, toutes les observations sont les mêmes et n'apprennent rien que nous ne sachions déjà, puisque ce n'est qu'une répétition du manuel opératoire que nous avons longuement décrit, et dont, pour cette raison justement, nous ne parlons pas dans les observations. Généralement, le malade vient d'un service de médecine, le Dr Gangolphe l'opère suivant sa méthode, les suites sont des plus simples, la guérison survient en peu de semaines dans les cas ordinaires. Y eût-il cent observations de plus qu'il n'y aurait pas lieu de les transcrire, et qu'on pourrait les remplacer par le chiffre qui les représenterait. Il n'y a vraiment ici que le résultat qui importe. Or ce résultat, le voici : cinquante opérations de pleurorrhexie sans aucun accident ni incident opératoire.

[1] Bouveret, *loc. cit.*, p. 272.

Observation I.

Marie S..., âgée de vingt-neuf ans, entrée le 9 avril 1896, venant de la salle Teissier. Pleurésie purulente à gauche. Opération de l'empyème, pus jaunâtre ; des fausses membranes très épaisses s'échappent à travers l'incision. Guérison.

Observation II[1]

Pleurésie purulente gauche de nature non tuberculeuse.

Empyème pulsatile. Intervention par la ponction à l'aide du trocart à canule cannelée suivie de la dilatation au dilatateur-gouttière, et d'un large drainage sans lavage de la plèvre. Guérison complète en moins de deux mois.

S. C..., typographe, âgé de trente-huit ans. *Entré à Sainte-Marthe le 9 novembre* 1896, venant de Sainte-Jeanne.

Rien à signaler dans les antécédents héréditaires si ce n'est qu'un de ses frères serait mort d'une pleurésie.

Antécédents personnels : quelques habitudes éthyliques. Coqueluche dans son enfance ; jamais d'autre maladie. Ne tousse pas habituellement. A son entrée dans le service, il était malade depuis près d'un mois. Début de l'affection brusque par un point de côté violent, frissons, dyspnée et toux.

[1] Nous donnons cette observation d'après celle qui a été prise dans le service de M. le professeur Teissier à Sainte-Jeanne, et d'après celle que M. Bernay, interne des hôpitaux, a prise à l'entrée du malade dans le service du Dr Gangolphe à Sainte-Marthe. M. Bernay a présenté ce malade à la Société des sciences médicales, et il a publié son observation dans le *Lyon médical* du 14 février 1897, page 235. On trouvera dans ce document une description et une appréciation sommaires de la pleurorrhexie.

A l'examen des poumons, on constatait tous les signes d'un épanchement pleural gauche : matité en arrière jusqu'à la partie moyenne de l'omoplate, disparition des vibrations thoraciques, souffle très intense aux deux temps de la respiration, à maximum expiratoire. Broncho-égophonie et même pectoriloquie aphone.

Rien de suspect au point de vue tuberculeux aux sommets ; un peu de skodisme seulement au sommet gauche.

Le cœur était normal et non dévié.

Le 17 octobre on avait noté un dédoublement physiologique du premier bruit, et des salves de battements.

Le 19 octobre, le dédoublement du premier bruit avait pris le timbre d'un frottement très net, et les salves antérieures avaient disparu.

Le foie était volumineux et douloureux à l'exploration, l'état général très grave : abattement, prostration, T. = 39 degrés ; P. = 110. Amaigrissement marqué, poids 68 kilogrammes.

La veille de l'entrée du malade à la salle Sainte-Marthe, on avait pratiqué une thoracentèse gauche qui avait donné issue à une quarantaine de grammes de liquide purulent très épais.

Le lendemain 9 novembre, jour où le malade nous fut amené, on constatait sur la ligne axillaire des pulsations nettes sur une hauteur de huit travers de doigt environ. Ces pulsations avaient d'ailleurs été déjà perçues quelques jours auparavant.

Devant la gravité de l'état du malade, M. Gangolphe estima qu'une intervention était absolument urgente, et celle-ci fut pratiquée séance tenante.

Au lieu de faire, suivant la tradition classique, une pleurotomie au bistouri, M. Gangolphe se servit d'*un trocart à canule cannelée*, qu'il a déjà présenté à la Société des sciences médicales dans sa séance du 11 juillet 1888 et que, depuis lors, il emploie régulièrement dans toutes les opérations de ce genre.....

Cette intervention, extrêmement simple et rapide, ne dura pas plus de vingt-cinq à trente secondes. Elle donna issue chez notre malade à la quantité considérable de 2 litres environ de liquide purulent extrêmement fétide. On draina ensuite largement la plèvre avec deux drains très volumineux, en ayant soin de panser régulièrement et avec la plus grande asepsie chaque jour.

On ne fit aucun lavage de la cavité pleurale, se contentant des simples efforts de toux provoqués au moment de chaque pansement pour évacuer ce qui restait de liquide purulent.

A la suite de l'intervention, l'état local et général du malade s'amenda de jour en jour. Les forces et l'appétit revinrent rapidement en même temps que la plaie se fermait peu à peu.

Actuellement (6 janvier 1897) le malade pèse 71 kilogrammes et a donc par conséquent engraissé de 3 kilogrammes depuis l'opération. Il se sent parfaitement bien et il est à la veille de quitter le service pour reprendre le courant de ses occupations.....

Observation III

Pyopneumothorax bacillaire. R..., J..., vingt ans, garçon boulanger, né à Chambéry, demeurant à Lyon. Entré le 28 novembre 1896 à Saint-Augustin, passé le 21 janvier 1897 à Sainte-Marthe.

Antécédents. — Père mort à soixante ans d'affection pulmonaire. Mère bien portante. Un frère mort d'accident. Quatre frères et une sœur bien portants. Pas de syphilis, pas d'alcoolisme, pas d'affection antérieure. Le 26 novembre, il pétrissait son pain. Il s'expose au courant d'air. Le 27, il s'aperçoit de frissons successifs. Le 28, il entre à Saint-Augustin dans le service du professeur Bondet. Le malade est vigoureux. Pas de rougeur des pommettes, dyspnée légère, s'exagérant beaucoup lorsque le malade se tourne sur le côté gauche. L'appétit est bon. Pas de palpitations.

A l'auscultation du poumon, on trouve de la matité très nette à la base droite, remontant jusqu'à la pointe de l'omoplate. Les vibrations sont diminuées à la base. Au même niveau, souffles et râles sous-crépitants. Crachats couleur abricot.

6 décembre. — Défervescence. Sueurs profuses.

24 décembre. — Obscurité respiratoire et matité dans le tiers inférieur du poumon droit. Point de côté. Dyspnée. Signes d'épanchement pleurétique. Matité jusqu'à la partie moyenne de la fosse

sous-épineuse. Flot à la palpation. Souffle pleurétique. Egophonie et pectoriloquie aphone.

18 janvier. — Une ponction faite il y a quatre jours, donna issue à du liquide purulent.

25 janvier. — Pas d'albumine.

30 janvier. — Souffle amphorique sous l'aisselle droite. Son amphorique au même niveau. Ponction : liquide filant. On en retire 250 grammes.

31 janvier. — Son amphorique sur la face antéro-latérale droite du thorax. Nouvelle ponction.

2 février. — Opération de l'empyème. Incision dans le huitième espace, au-dessous de l'angle de l'omoplate. On retire 1 litre de pus jaunâtre. On laisse deux drains dans la plaie. Guérison.

Observation IV

R..., Marie, dix-huit ans, tisseuse, née à Oullins (Rhône). Entrée le 1er janvier 1896 à la salle Montazet, dans le service du professeur Teissier. Parents vivants, bien portants. Trois frères en bonne santé. Un mort à trois ans d'une méningite. Personnellement, elle a eu dans l'enfance de l'impétigo et des adénopathies, ainsi que des lésions oculaires dont il ne reste pas de traces. Ni rougeole, ni scarlatine. Réglée à quinze ans. Depuis, assez irrégulièrement, mais sans aménorrhée. Pas de menstruation depuis trois mois. L'affection actuelle a débuté brusquement le 3 janvier dernier par des frissons, de la fièvre et un point de côté à droite. Fréquents vomissements au début. Toux qui a persisté, mais ne s'est pas accompagnée d'expectoration. La malade ne se souvient pas d'avoir eu antérieurement des bronchites. Elle n'était pas sujette à s'enrhumer. Pas d'hémoptysies.

15 janvier. — On a fait une ponction qui donne issue à 1 litre de liquide clair. Au bout de huit jours, nouveaux symptômes d'oppression. Nouvelle ponction avec même quantité de liquide trouble, et même franchement purulent.

L'état général s'est aggravé. La malade, qui se nourrit à peine, a énormément maigri. Il existe actuellement un peu de dyspnée. La malade n'accuse pas de frissons vespéraux et ne transpire pas la nuit. Peu de toux et peu d'expectoration. Point douloureux du côté droit, pas de diarrhée et plus de vomissements. Anorexie et dégoût pour les aliments. Fréquentes céphalées vespérales.

A l'examen du thorax, on constate à droite, en arrière, une matité étendue à toute la hauteur, avec abolition des vibrations. A l'auscultation, obscurité presque complète, respiration lointaine, ni râles, ni frottements. Broncho-égophonie à la partie moyenne, plutôt qu'à la base, en avant du même côté. Matité à partir du troisième espace. La région est douloureuse à la pression et à la percussion, mais ni rouge, ni œdématiée. La malade ne peut se coucher de ce côté. A gauche, respiration exagérée, puérile supplémentaire, un peu soufflante, mais sans râles. A l'extrême base en arrière. un peu de submatité, pas de frottements. Au cœur, battements précipités mais réguliers. A la pointe, léger bruit présystolique, ébauchant un roulement. Pas de souffle. A la base, à gauche du sternum, caractère éclatant du deuxième bruit (pulmonaire) sans dédoublement. Les urines contiennent un léger nuage d'albumine. La ponction exploratrice a donné issue à un liquide louche. Au sommet droit : R — V + S + . Mensuration : 38 1/2 à droite, 37 1/2 à gauche. Foie douloureux, un peu abaissé. Phrénique droit un peu douloureux.

8 février. — La culture du liquide a montré le staphylocoque doré.

20 février. — La malade passe dans le service du Dr Gangolphe qui pratique l'opération de l'empyème; issue d'une grande quantité de pus. Guérison.

Observation V

C..., A., tailleur d'habits, quarante-neuf ans.

Antécédents héréditaires. — Père mort à soixante-dix ans de congestion pulmonaire. Mère morte de maladie indéterminée. Quatre sœurs bien portantes; deux frères morts en bas âge; un frère mort à dix-sept ans de variole ; une sœur morte à dix-neuf ans de tétanos.

Antécédents personnels. — Ancien paludéen. A séjourné sept ans en Algérie où il a eu de nombreux accès de fièvre intermittente. Jusque-là il s'était toujours bien porté.

La maladie actuelle semble remonter à trois ans. Il commença à souffrir d'un point de côté à droite, vers l'angle inférieur de l'omoplate. Il y avait des intervalles d'accalmie, puis le point douloureux reparaissait, quelquefois même très intense. Cependant, le malade ne consulta jamais pour cette douleur.

Le 22 juin dernier, ayant repris des accès de fièvre, il entra à l'hospice de Beaujeu. Il y fut soigné cinq semaines. Il n'attira pas l'attention sur son côté et on ne remarqua rien. Il sortit débarrassé de ses accès de fièvre, mais il était d'une faiblesse extrême. Il vint directement à Lyon et fut admis à l'Hôtel-Dieu, dans le service de M. Bondet, salle Saint-Augustin, le 29 juillet. On le soigna encore pour son paludisme et il prit de la quinine.

Au bout de deux ou trois jours, le malade parle de ce point de côté qui le fait souffrir plus que jamais. On l'examine et on trouve tous les signes d'un gros épanchement à droite. Une ponction avec l'aiguille de Pravaz ne ramène rien, mais avec l'aspirateur Potain, on retire demi-litre de pus jaune, épais, visqueux.

Aussitôt on l'envoie en chirurgie, et il entre le 6 août dans le service de M. Gangolphe, salle Sainte-Marthe où il occupe le lit n° 11.

La respiration était très gênée. Il y avait des accès de suffocation. Le 7 août au matin, en arrivant dans son service, le Dr Gangolphe, en présence de cet état alarmant, ausculte, percute, se rend compte de la présence du pus, choisit le point où il faut intervenir, et immédiatement il pratique la pleurorrhexie dans le huitième espace, au-dessous de l'angle inférieur de l'omoplate. Il sort plus de 2 litres de pus. On n'a pas fait d'anesthésie locale. Le malade affirme que c'est très supportable. On met deux gros drains dans la plaie, maintenus par un fil autour du thorax.

Le malade a été soulagé instantanément. L'appétit a augmenté progressivement. Il a beaucoup engraissé. Les forces lui sont revenues. On a renouvelé le pansement tous les jours, sans toucher aux drains. Le 1er novembre, on a supprimé un drain. Aujourd'hui, 17 novembre, on a enlevé le second, et on l'a remplacé par un plns petit. La suppuration est à peu près tarie. Le malade va quitter l'hôpital un de ces jours, tout à fait guéri.

CONCLUSIONS

I. Sauf certaines pleurésies purulentes que la bactériologie nous désignera peut-être, et en attendant, tous les empyèmes doivent être traités par l'ouverture large de la poitrine.

II. La méthode des ponctions, avec ses innombrables procédés, est condamnée sans retour, pour ces empyèmes.

III. La pleurotomie au bistouri seul, *sans ponction préalable*, expose à la blessure de l'artère intercostale, à l'ouverture de pleurésies séreuses, aux incisions sèches et aux fausses routes, etc.

IV. La pleurotomie, *après ponction exploratrice*, est déjà une excellente opération, surtout si on laisse la canule pour conducteur. Elle est infiniment moins périlleuse quant aux incisions sèches et aux fausses routes, mais elle ne peut prétendre les éviter absolument et elle ne ménage pas mieux l'artère intercostale. A ce point de vue, ni les thoracotomes de Vergely et de Leyden, ni l'aiguille de Cabot n'ont résolu le problème d'une opération véritablement sûre.

V. Au contraire, la pleurorrhexie, au moyen du trocart

cannelé et du dilatateur-gouttière (avec un bistouri pour le second temps), ce procédé synthétique et complet, qui ne vise pas seulement un détail, comme les autres procédés, mais qui comprend tous les moments de l'opération et répond à tous les vœux de la thérapeutique opératoire de l'empyème, ce procédé vraiment nouveau qui inaugure et constitue à lui seul la méthode de choix pour ouvrir la plèvre, prévient tous les accidents et pare à tous les dangers.

VI. Les cinquante pleurorrhexies que le Dr Gangolphe a pratiquées depuis 1888, soit dans ses services hospitaliers, soit dans sa clientèle privée, donnent à cette méthode le droit de se faire connaître.

VII. Qu'on soit dans une salle de chirurgie ou à la campagne, avec le trocart cannelé et le dilatateur-gouttière, si l'on procède méthodiquement suivant les règles que nous avons exposées, on sera moins brillant qu'en ouvrant l'espace intercostal d'un coup de bistouri rapide comme l'éclair, mais on ne s'expose à aucune déconvenue, on respecte complètement la vie de son malade, et on opère avec la conscience de faire une chose bonne, la main sûre et sans imprévu.

TABLE DES MATIÈRES

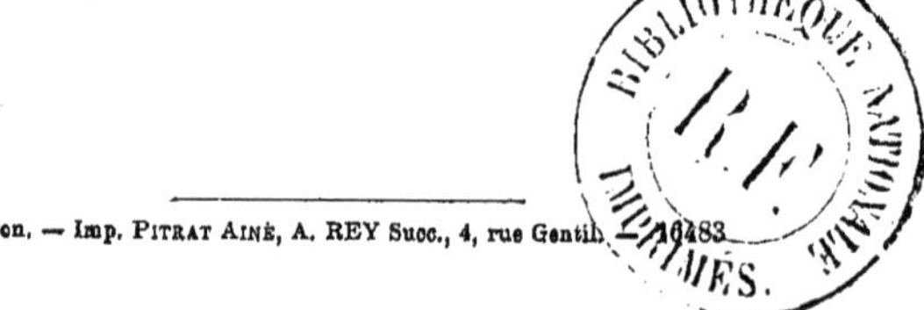

Lyon. — Imp. Pitrat Ainé, A. REY Succ., 4, rue Gentil. — 16483

www.ingramcontent.com/pod-product-compliance
Ingram Content Group UK Ltd.
Pitfield, Milton Keynes, MK11 3LW, UK
UKHW022102170726
13837UKWH00003B/1048